長生きの切り札！

亜《あ》鉛《えん》チャージ健康法

医師 平澤精一
管理栄養士 岸村康代

アスコム

最新医学が解明！
日本人が健康で
長生きするために
必要なもの。

それは、亜鉛です。

はじめに

近年、日本人の栄養不足が非常に問題視されています。

食べ物は豊富にあるのに、食材に含まれる栄養素の減少、食生活の乱れなどが原因で、日々を元気に過ごすために必要な栄養素が十分に摂《と》れていない人が、老若男女を問わず、たくさんいるのです。

そして、タンパク質やカルシウム、マグネシウムなど、**日本人に不足しがちな栄養素**の中でも、特に日常的に摂取しにくく、しかもその重要性があまり知られていないのが、**「亜鉛」です**。

体重70kg程度の健康な成人男子の体内の亜鉛の量は、わずか1・5〜3g。

しかし、量自体は少なくても、亜鉛は人体において、「細胞のDNAの複製やタンパク質の合成に関わり、新陳代謝を促す」「300種類以上もの酵素や免疫細胞の働きを助ける」「記憶力を高めたり精神を安定させたりする」といった、非常に重要な役割を果たしています。

つまり、体内の亜鉛が不足し**「亜鉛欠乏症」**に陥ると、新陳代謝が滞り、酵素や免疫細胞、脳の働きが鈍くなり、「皮膚や髪、爪、血管などの状態が悪くなり、老化が進む」「がんや糖尿病、脳梗塞《のうこうそく》、心筋梗塞《しんきんこうそく》など、さまざまな病気にかかりやすくなる」「記憶力ややる気が低下し、イライラしやすくなる」など、さまざまな問題が生じやすくなります。

亜鉛は心身の健康を維持するうえで、必要不可欠なのです。

なお、日本は**先進国で唯一、人口の10～30%が亜鉛欠乏状態**と報告されています。

その理由の一つとして、日本人は、亜鉛を多く含む赤身の肉や鶏肉の摂取量が、欧米人に比べて少ないことが挙げられるでしょう。

逆に、米国の大多数の人は、日々の食事によって十分な亜鉛を摂取できており、亜鉛欠乏症に陥っている人はまれだといわれています。

ところが、これだけ医療が発達しているにもかかわらず、日本人の「亜鉛の重要性」に対する認識は薄く、亜鉛不足が多くの疾患や心身の不調の原因となっていることはあまり知られていませんし、亜鉛不足もなかなか解消されません。

たとえば、亜鉛欠乏症の代表的な症状の一つである味覚異常の患者さんは、２００３

年の全国調査では推定23万人とされていますが、食の細い高齢者ほど亜鉛が不足しやすいことや、日本社会の高齢化のスピードを考え合わせると、**すでに百万人以上**に達しているとも考えられます。

ほかにも、亜鉛不足が原因と考えられる疾患などを抱えている方はあまりにも多く、私はずっと**「亜鉛不足さえ解消されれば、劇的に症状が改善するかもしれないのに」**と歯がゆい思いをしてきました。

最近になってようやく、亜鉛製剤による亜鉛欠乏症の治療が認められましたが、心身を健康に保つには、できれば食事によって、ふだんから亜鉛を摂取しておきたいものです。

では、どうすれば楽に亜鉛を摂ることができるのか。

その課題を解決するため、私は管理栄養士の岸村康代さんとともに亜鉛チャージしやすいレシピの開発を進めました。

本書で紹介するレシピは、いずれも簡単で作りやすく、続けやすいものばかり。

この亜鉛チャージ健康法で、お子さまからご高齢の方まで、すべての人が毎日を元気に過ごしていただけることを、私は心から願っています。

医師　平澤精一

亜鉛不足さえ解消されれば、
弱った体は修復され、
健康で長生きできる体に。
子どもから高齢者まで
効果はさまざま！

亜鉛チャージ健康法を医師がすすめる理由

細胞の新陳代謝を促す

亜鉛は、細胞のDNAの複製、タンパク質の合成に不可欠なミネラル。加えて、骨、筋肉、血液、内臓など体中の細胞の新陳代謝を促すため、生命の維持に欠かせません。

ホルモンバランスの調整

心身の健康を保つためにも、ホルモンバランスの調整が重要。特に高齢の方の健康に大きな影響があることが判明しています。体力、気力の低下も防ぎます。

活性酸素の除去（抗酸化力）

細胞の老化やがん、動脈硬化などの多くの生活習慣病の原因となる活性酸素を除去する酵素の働きを助けるなど、重要な役割が。体の健康を保ち生きる力を高めてくれます。

免疫力を高める

亜鉛は免疫細胞の働きを助ける働きがあり、亜鉛欠乏症に陥ると、がん、脳梗塞などさまざま病気にかかりやすく。亜鉛不足が解消されれば、さまざまな症状の改善に。

なぜ、この健康法で不調が改善するのか

骨を強くする

体内の亜鉛は、骨組織に多く割かれ、骨代謝の重要な役割を果たしています。そのため亜鉛不足は骨粗しょう症の危険因子といえ、高齢者にとって重要な問題です。

肌・髪を若々しく保つ

「亜鉛といえば肌・髪の健康」というほど亜鉛は、美しい肌や髪の維持に欠かせないミネラルです。シミやシワの対策にも役立つため、亜鉛は女性の強い見方なのです。

ストレス対策に

ストレスを感じてたり、十二指腸の働きが下がっていたりすると、亜鉛の吸収率が低く。本書では、ストレス耐性を高める食生活を特に重要視し、レシピ化しています。

健康的なダイエットに

血糖値の上昇を抑制し、体へのダメージを下げる。代謝を活性化し、太りにくくなど健康的なダイエットに役立つ亜鉛チャージレシピを紹介！一気にお悩みを解決します。

しかし、亜鉛には、たった一つだけ欠点が！日本人が亜鉛不足になりやすい理由

1 日本人の食生活では亜鉛は摂りにくい

海外に比べ日本の土壌にはミネラルが少なく、そもそも食品の亜鉛含有量が少ない。そのため、どうしても慢性的な欠乏状態に。

2 亜鉛は、体に吸収されにくい

亜鉛は摂取しても20～40％しか吸収されないため、不足しがちに。

3 ストレスに弱い

亜鉛は、主に十二指腸で吸収されますが、ストレスを感じていると十二指腸の働きが弱まり、吸収率が低下し、ますます亜鉛欠乏状態に。

体にいいとわかっているのに、
亜鉛は摂りにくい。
その欠点を解消したのが
亜鉛チャージ健康法！

医師と管理栄養士が
研究に研究を重ねて
たどり着いた
亜鉛チャージ健康法で

健康な体を
手に入れてください！

長生きの切り札！ 亜鉛チャージ健康法　もくじ

第3章

あなたの健康を守る 亜鉛チャージレシピを大公開！

第1章

簡単だけど効果大！
長生きの切り札！亜鉛チャージ健康法

亜鉛は、最強の長生きミネラル！
子どもも高齢者も不足しがちな亜鉛を
しっかり摂り入れて、健康な体を手に入れよう！

亜鉛は、人が健康に生きるうえで必要不可欠なミネラル

「亜鉛チャージ健康法」。

このタイトルを見て、亜鉛チャージ健康法とはどういうものなのか、それによって、どのような効果が得られるのか、すぐにおわかりになる方は、ほとんどいらっしゃらないでしょう。

私たちは日々、食事を通して、「三大栄養素」といわれるタンパク質、脂質、糖質や各種ビタミン、ミネラルなど、体に必要な栄養を摂っています。

亜鉛チャージ健康法はそのうち、特にミネラルの一つである亜鉛に注目し、亜鉛を**効率よく摂取（チャージ）**して、健康に生きることを目指すものです。

では、なぜ亜鉛をチャージすることが、健康につながるのでしょうか？

体重70kg程度の健康な成人男子の体内には、１・５～３gの亜鉛があり、骨や筋肉、肝臓や腎臓、膵臓《すいぞう》のほか、血液中の赤血球や眼の網膜、脳、皮膚、毛根などに存在しています。

小さじ1杯分にも満たないわずかな量ですが、実は、亜鉛は体内で、驚くほど多方面にわたる活躍をしています。

まず、亜鉛は、**細胞のＤＮＡの複製やタンパク質の合成**に関わっています。

私たちの皮膚や毛髪、爪などは、コラーゲンやケラチンといったタンパク質によってできていますが、亜鉛の働きのおかげで、体中の細胞の新陳代謝が促され、古くなったタンパク質が新しく生まれ変わり、**若さや健康が保たれる**のです。

また、人間の体内には千数百種類に及ぶ酵素があり、食べ物の消化・吸収・分解・排泄《はいせつ》や代謝の促進、ホルモンバランスの調整など、生命や健康、美容を維持するうえで大切な、さまざまな役割を果たしています。

亜鉛はそのうち、

・骨の形成や肝臓、腎臓、膵臓の機能維持に関わる酵素
・細胞の老化やがんの発生を促す、活性酸素を除去する酵素
・体にとって有害な、体内の二酸化炭素やアルコールを分解し、無害化する酵素

をはじめとした、合計300種類以上もの酵素の働きを助け、私たちの体の健康を保ち、「生きる力」を高めてくれているのです。

さらに、**亜鉛は、私たちをさまざまな病気から守ってくれて**います。

私たちの体には、体内で発生したがん細胞や、体内に入り込んだ異物、ウイルスなどを駆除してくれる「免疫細胞」が約2兆個も存在していますが、亜鉛には、この免疫細胞の働きを助け、体の免疫力を高める作用があるのです。

加えて、亜鉛は、記憶や学習をつかさどる「海馬」をはじめ、脳のさまざまな部位にも含まれており、記憶力を高めたり精神を安定させたりするうえで、大きな役割を果たしています。

このように、亜鉛は人間にとって**「健康寿命ミネラル」「体の細胞を生き生きとさせるミネラル」**ともいうべき存在であり、あとで詳しくお話しするように、亜鉛が不足すると、たちまち老化が進んだり、さまざまな病気や体の不調が引き起こされやすくなったりします。

だからこそ、生命と健康を維持するうえで、「亜鉛チャージ」は必要不可欠なのです。

先進国の中で、日本人だけが亜鉛欠乏症に

こうした亜鉛の働きや重要性は、あまり知られていません。

そして残念ながら、**日本人は、潜在的に亜鉛が不足**している「亜鉛欠乏症状態」である割合が高いといわれています。

厚生労働省が発表した「日本人の食事摂取基準　2015年版」では、一日当たりの亜鉛の平均摂取推奨量は、成人男性で10mg、成人女性で8mgとされています。

しかし日本人の実際の亜鉛摂取量（一日当たり平均）は、男性で8・9mg、女性で7・4mgと、男性で1・1mg、女性で0・6mgほど足りていないことが、同じく厚生労働省が行った「国民健康・栄養調査（2017年）」で明らかになっています。

さらに、日本は先進国で唯一、10～30％の人が亜鉛欠乏症状態であるとの調査結果

も出ています。

なぜ、日本では、亜鉛不足に陥る人がこれほど多いのでしょうか？

その主な原因の一つは、日本人の食生活にあります。

亜鉛は体内で生成されないため、私たちは毎日の食事によって亜鉛を摂取する必要があります。

食事によって摂取した亜鉛は、主に十二指腸や小腸の一部（空腸）で吸収されますが、その吸収率は摂取した亜鉛の20〜40％程度であり、ストレスなどで十二指腸がダメージを受けていたり、腸や肝臓の病気を抱えていたりすると、吸収率はより低くなります。

さらに、亜鉛はアルコールを分解する酵素の働きを助けるため、アルコールを摂取すると、通常よりも多くの亜鉛が消費されてしまいます。

このように、亜鉛はそもそも体内に取り込まれにくい性質を持っているため、ふだんからできるだけ多く摂取するよう心掛ける必要があります。

ところが、**和食の代表的な食材**である白米、豆腐、大根やニンジンといった根菜類など、それぞれの亜鉛含有量をみると、白米は茶碗1杯（150g）当たり0・9㎎、木綿豆腐は半丁（150g）当たり0・9㎎、大根やニンジンは100g当たり0・1〜0・2㎎であり、それほど多くありません。

一方、欧米人がよく口にする肉類や乳製品をみると、赤身の肉には100g当たり5・7㎎、豚レバーには6・9㎎、牛レバーや鶏レバーには3・3〜3・8㎎、プロセスチーズには100g当たり3・2㎎の亜鉛が含まれています。

つまり、日本人の食事内容は欧米人に比べて、**全体的に亜鉛の含有量**が少ないといえるのです。

また、現代の日本人は外食の割合が高く、どうしても栄養が偏ってしまいがちですし、日本の食卓に並ぶ食材のうち、**6割が加工食品**であるといわれています。

加工食品やインスタント食品ばかりに頼った食事をしていると、やはり亜鉛を十分に摂取することはできません。

というのも、加工食品には、ポリリン酸ナトリウムやリン酸塩など、亜鉛を体外へ排出する作用のある添加物が多く含まれており、たとえ食事で亜鉛を摂取したとしても、そうした添加物のせいで、きちんと吸収できないおそれがあるのです。

最近の研究により、**乳幼児や成長期の子ども、若い女性や妊婦、働き盛りのビジネスマン**など、慢性的な亜鉛不足状態にある人が、老若男女を問わずたくさんいることがわかっていますが、高齢者になると、若いころに比べて胃腸の働きが弱くなり、食事の絶対量が減るうえ、亜鉛の摂取量や体内への吸収率はますます低くなってしまいます。

亜鉛不足は、もはや誰にとっても他人事ではありません。

日々を健康に過ごすためにも、健康寿命を延ばし、いつまでも元気に長生きするためにも、若いうちから意識的に亜鉛をチャージするよう心掛ける必要があるのです。

子どもから高齢者まで。亜鉛不足があらゆる不調の原因に

では、亜鉛が不足すると、体にどのような影響が出るのか、もう少し具体的にお話ししましょう。

私はこれまで、長い医師生活の中で、亜鉛不足による体の不調や病気を抱える、たくさんの患者さんを診てきました。

たとえば、ある50代の男性の患者さんは、それまでバリバリ働いていたにもかかわらず、数年前から急激に疲れやすくなり、食欲も低下。外見的にも、シワや白髪が増えるなど、一気に老け込んでしまい、人と会うことがおっくうになってしまったそうです。

ご本人もご家族も、原因がわからずに悩んでいたのですが、たまたま奥さまが、週刊誌で私のクリニックの記事を読み、患者さんとともに来院。

血清亜鉛値（血液中の亜鉛濃度）を測定すると、基準値を下回っていたため、食事や亜鉛製剤によって亜鉛を補ったところ、症状が改善し、今は毎日、元気に過ごしていらっしゃいます。

ほかにも、「イライラしやすくなった」「病気にかかりやすくなった」という患者さんの検査をしてみると、血清亜鉛値が著しく低かったというケースは、枚挙にいとまがありません。

すでにお話ししたように、亜鉛は、細胞のＤＮＡの複製やタンパク質の合成に関わっており、亜鉛の働きのおかげで、体中の細胞の新陳代謝が促され、古くなったタンパク質が新しく生まれ変わります。

そのため、亜鉛が不足すると、皮膚、爪、毛髪、骨、血液などの生まれ変わり（生成）や成長が妨げられ、糖や脂肪などの代謝も悪くなり、

・肌荒れや湿疹、皮膚炎、口内炎などが起こりやすくなり、爪が割れやすくなる
・傷が治りにくくなる
・髪のコシがなくなり、抜け毛が増える
・赤血球が減り、貧血を起こしやすくなる
・血管が弱くなり、動脈硬化や脳梗塞、心筋梗塞などのリスクが高くなる
・体に脂肪がつきやすくなる
・骨粗しょう症になりやすくなる
・食べ物の味がわからなくなる（舌の味蕾《みらい》細胞の代謝が悪くなるため）
・子どもの場合、発育が悪くなり、身長が伸びにくくなる

といった、さまざまな影響が生じますし、**亜鉛不足が「疲れやすい」「眠れない」**といった**「ちょっとした体の不調」**の原因になっていることも少なくありません。

また、亜鉛には、体に有害な活性酸素を除去したり、免疫細胞の働きを活発化させ

たりする作用がありますが、亜鉛が不足すると、**がん細胞や体内に入り込んだ異物・ウイルスなどを駆除することができにくくなるため、体調を崩したり、感染症や重篤な病気にかかったりする可能性が高くなります。**

さらに、亜鉛は、血糖値を下げるインスリンの生成や、肝臓でアルコールを分解する酵素にも関わっているため、亜鉛不足に陥ると、糖尿病や慢性肝疾患などのリスクも高まります。

亜鉛不足の影響は、意外なところにも表れます。

男性の精巣や精液の中には亜鉛が多く含まれており、亜鉛不足は精子不足や男性不妊につながりますし、女性の場合も、亜鉛が不足すると、ホルモンや卵巣の働きが悪くなり、**生理不順などの原因**になると考えられています。

加えて、妊娠中の女性が亜鉛をちゃんと摂取していないと、アトピー性皮膚炎などのアレルギーを持った子どもが生まれてくる可能性が高いといわれていますし、乳児の母親が亜鉛不足に陥っていると、**母乳が低亜鉛状態になるため**、その母乳から栄養を摂る乳児にも、皮膚炎が起こる、身長の伸びや体重の増加が芳しくないといった亜鉛欠乏症の症状が生じることがあります。

しかし、あらゆる世代の中で最も亜鉛不足に陥る可能性が高く、亜鉛不足の症状が**深刻化しやすいのは、やはり高齢者**の方だといえるでしょう。

高齢者の場合、若いころに比べて胃腸の働きが弱くなり、食事の絶対量が減ったり、さまざまな栄養素の吸収率も下がったりするため、どうしても亜鉛の摂取量が少なくなります。

すると、加齢による代謝の低下に、亜鉛不足による**代謝の低下が加わって、肌や髪、骨、血管、内臓機能などがより衰え**やすくなり、外見の老化が進む、健康面でさまざまな問題が生じるといったことが起きやすくなってしまいます。

また、亜鉛は、記憶や学習をつかさどる「海馬」をはじめ、脳のさまざまな部位にも含まれており、亜鉛が不足すると、精神的に不安定になる、記憶力が低下するなど、老人性うつや認知症のような状態を引き起こすこともあります。

　高齢者の中には、外見の老化が目立つようになる、あるいは心身の不調が増えて病気がちになると、**外出することがおっくうになり、ひきこもりがちになる方**もいらっしゃいますが、それによって、**脳や心の状態はますます悪くなってしまいます。**

　このように、特に高齢者において、亜鉛不足は、ときに心身の健康に大きなダメージを与えることがありますが、食生活の見直しや亜鉛製剤の投与による治療を行い、亜鉛不足を解消することで、こうした症状が改善されることも少なくありません。

　なお、厚生労働省が2019年7月に公表した簡易生命表によると、2018年の日本人の平均寿命は男性が81・25歳、女性は87・32歳と、過去最高を更新しました。

　一方で、やはり**厚生労働省が発表した**2016年の日本人の健康寿命（健康上の問題で日常生活が制限されることなく生活できる期間）は、男性が７１・１９歳、女性が74・21歳であり、両者の間には、男性１０・０６年、女性１３・１１年もの開きがあります。

超高齢化社会を迎え、医療費や介護費の増大が問題視されている今、社会のためにも、もちろん個人の幸福のためにも、私たち一人ひとりに**「できるだけ健康を維持し、健康寿命を延ばすこと」**が求められています。

そしてそのためにも、「日々の食事を通して**亜鉛をしっかりチャージ**すること」は必要不可欠なのです。

亜鉛は必須ミネラル。しかし、普通の食事では摂るのが難しいという側面も

では、どうすれば日ごろから簡単に亜鉛をチャージすることができるのでしょうか？

すでにお話ししたように、亜鉛は体内で生成されないため、私たちは毎日の食事によって亜鉛を摂取する必要がありますが、一方で**亜鉛は摂取量の約20〜40％程度**しか体内に吸収されません。

亜鉛不足に陥らないためには、こうした亜鉛の特性を踏まえ、どのような食材に亜鉛が多く含まれているかをしっかり把握し、できるだけ効率よく、簡単に、おいしく亜鉛をチャージする必要があります。

主な食品の亜鉛含有量

食品名	大人1食分のおおよその量	
	単位（重量）	亜鉛含有量（mg）
牡蠣	5粒（60g）	7.9
豚レバー	70g	4.8
牛肩肉（赤身肉）	70g	4.0
牛もも肉	70g	2.8
牛レバー	70g	2.7
鶏レバー	70g	2.3
ほたて貝柱（生）	3個（60g）	1.6
うなぎ	1/2尾（80g）	1.1
飯（精白米）	茶碗1杯（150g）	0.9
木綿豆腐	1/2丁（150g）	0.9
カシューナッツ（フライ）	10粒（15g）	0.8
納豆	1パック（40g）	0.8
アーモンド（フライ）	10粒（15g）	0.7
プロセスチーズ	1切れ（20g）	0.6

右ページに、主な食品の亜鉛含有量の表を載せていますが、亜鉛が最も多く含まれているのは、何といっても牡蠣《かき》です。

約60g（約5粒＝大人が一食で食べるおおよその量）の生牡蠣には7・9㎎と、成人女性が一日に必要とする摂取量のほとんどをまかなえる量の亜鉛が含まれています。

なお、牡蠣の場合は生食用よりも燻製《くんせい》のほうが亜鉛の含有量が多く、牡蠣の燻製60gの中には、15・2㎎もの亜鉛が含まれています。

また、肉類の中でも、特に多く亜鉛を含んでいるのが豚レバーであり、約70gの中に約4・8㎎の亜鉛が含まれています。

しかし、**牡蠣も豚レバーも、なかなか毎日食べることはできません**し、いずれも人によって好き嫌いが分かれる食品でもあります。

過去に牡蠣にあたってアレルギーになり、食べられないという人や、レバーの味が苦手な人も少なくないでしょう。

そこで私が、管理栄養士の岸村康代さんとともに考えたのが、第2章と第3章でご紹介する「亜鉛チャージレシピ」です。

いずれも、**日本人に馴染みが深く**、食べやすく飽きのこない食材を使った、作りやすいものばかりであり、**亜鉛を中心に、さまざまな栄養素**をまんべんなく摂れるよう工夫してあります。

みなさんには、ぜひこのレシピを活用して、簡単においしく亜鉛をチャージし、毎日を健康に、楽しく過ごしていただきたいと思っています。

第2章

免疫力も生活習慣病も
肌・髪の老化も！

最新医学が解明した
本当に体にいい
食べ方

亜鉛はがんや生活習慣病の予防、
免疫力や新陳代謝など健康を守るために必須です。
しかし、亜鉛は「日本人に不足しがち」
「体内での吸収率が低い」などの欠点も。
そこで、医学的な見地から
本当に体にいい亜鉛の摂り方を考えました。

日本人にとって一番いい、基本の亜鉛チャージメニュー！

ここからは、簡単においしく亜鉛をチャージするためのレシピについて、具体的にお話ししましょう。

本書でオススメする亜鉛チャージ健康法の基本メニューは、以下の４つです。

①「長生き卵かけごはん」
②「亜鉛チャージみそ汁」
③「ストレス軽減小鉢」
④「亜鉛チャージヨーグルト」

第 2 章　最新医学が解明した本当に体にいい食べ方

卵かけごはん、みそ汁、ほうれん草やしらすなどを使った小鉢、ヨーグルト。

いずれも、日本人にとってはお馴染みのものばかりであり、簡単に用意できますし、アレルギーをお持ちでなければ、おそらくほとんどの方においしく食べていただけるはずです。

この基本メニューを考えるにあたっては、「亜鉛が含まれる食材を用いる」だけでなく、**「亜鉛の吸収率がアップする」「亜鉛以外の重要な栄養素も摂取できる」**メニューにすることを心掛けました。

どのような食材や栄養素と一緒に摂取するかによって、体内への亜鉛の吸収率は変わりますし、亜鉛だけでなく、人間の体にとって重要な、さまざまな栄養素もきちんと摂ることができて初めて、**「真の健康や美しさ」**が手に入るからです。

それでは、これら4つの基本メニューによって得られる効果を、簡単にご紹介しましょう。

まず、**長生き卵かけごはん**。

手軽に作ることができて食べやすく、お子さまから高齢者まで、幅広い世代の方に愛されている卵かけごはんは、栄養面でも非常に優れています。

卵、特に黄身は、多くの栄養素を含むスーパーフードであり、卵かけごはん一品だけで、三大栄養素である「タンパク質」「脂質」「糖質」、そして亜鉛、カルシウム、ビタミンAなどを同時に摂ることができるからです。

さらに、飲み込む力が弱くなったご高齢の方でも、卵かけごはんであれば、比較的楽にお召し上がりいただけます。

次に、**亜鉛チャージみそ汁**。

日本の食卓に欠かせないみそ汁は、おいしいうえに**必須アミノ酸やイソフラボン**などを摂ることができる「優れもの」ですが、具材を工夫すれば、味や摂取できる栄養素のバリエーションが広がります。

また、煮干し粉でだしを取ることで、より多くの亜鉛やカルシウムをチャージすることができますし、**みそに含まれる乳酸菌**には、腸内環境を整える作用があるため、亜鉛の吸収率が高まります。

そして、**ストレス軽減小鉢**。

第1章でお伝えしたように、食事によって摂取した亜鉛は、主に十二指腸や小腸の一部（空腸）で吸収されますが、ストレスによって十二指腸がダメージを受けると、吸収率が低くなってしまいます。

ストレスを減らす、もしくはストレスに強い体をつくるためには、原因を遠ざけたり、上手に気分転換を図ったりすることも大事ですが、実は「ストレス耐性」は食事（栄養）によっても大きく左右されます。

人間の体はストレスを感じると、抗ストレスホルモンとよばれる「コルチゾール」

を分泌し、ストレスに対処しようとしますが、コルチゾールの生成に関与しているのはビタミンCやビタミンB群（パントテン酸）です。

ほかに、**必須アミノ酸の一つ、「トリプトファン」**を原料としてつくられる神経伝達物質「セロトニン」には、ストレスを軽減し精神を安定させる効果があり、また脳へのエネルギー補給に関与しているビタミンB群が不足すると、脳のストレス耐性が弱くなってしまいます。

つまり、ビタミンCやビタミンEを含むかぼちゃ、ブロッコリー、ほうれん草、キャベツ、パプリカ、トリプトファンを含む豆腐、納豆などの食材を小鉢で摂取することで、ストレスに強い体をつくると同時に、より多くの亜鉛を吸収できるようになるはずです。

最後に、**亜鉛チャージヨーグルト**。

ヨーグルトには、腸内環境を整える乳酸菌やビフィズス菌が含まれており、腸内での亜鉛の吸収を助けます。

いかがでしょう。
亜鉛をしっかりチャージしつつ、心身の健康維持効果が期待できる、簡単かつ最強の組み合わせだと思いませんか？

次ページ以降に、各メニューのより詳しい効果をまとめておりますので、ぜひ参考になさってみてください。

なお、亜鉛は、空腹時に最もよく吸収されるといわれています。
ですから、「毎食、この4品をそろえるのは難しい」という方は、「空腹で亜鉛の吸収率が高そうな時間帯（朝など）に、**亜鉛が含まれる長生き卵かけごはんと亜鉛チャージみそ汁だけはしっかり食べる**」など、まずは無理なくできることから始めてみましょう。

❶長生き卵かけごはん

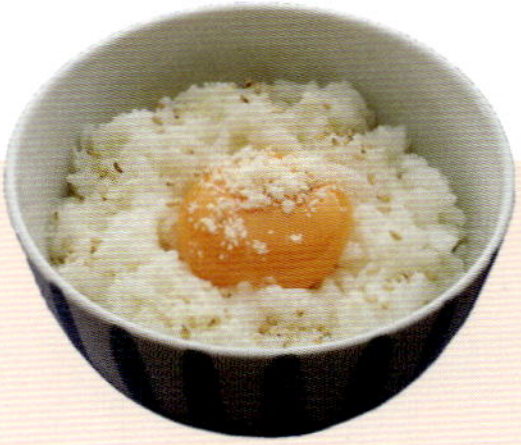

栄養素がそろった
スーパーフード

細胞の代謝を促す
ビタミンA

卵1個に含まれる亜鉛
0.78mg

コリンが豊富
認知症予防

必須アミノ酸メチオニン
がん予防

骨をつくる栄養素が豊富
骨粗しょう症予防

亜鉛チャージ健康法の中核を担う一つが、「長生き卵かけごはん」です。

卵は亜鉛含有量が1個当たり0・78㎎と多く、食物繊維とビタミンC以外の栄養素がすべて含まれたスーパーフードといわれる食材。特に**代謝を促し、細胞活動の促進や生殖機能の維持に関わるビタミンA**も豊富です。

そのほかにも、カルシウムと、カルシウムの吸収を助けるビタミンDが多いことから骨を健康に保ち、脳の記憶や学習能力を高めるアセチルコリンの原料であるコリンが多く含まれることから認知症予防、必須アミノ酸のメチオニンが多く含まれることからがん予防など、さまざまな効果も期待されます。

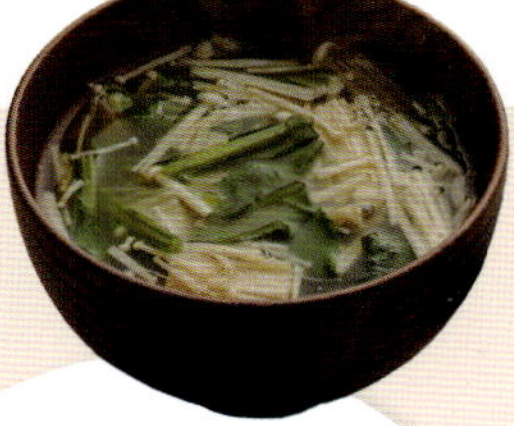

❷亜鉛チャージみそ汁

必須アミノ酸が
すべて含まれる
スーパーフード

イソフラボンの
さまざまな効果
**がん予防・
老化を緩やかにする・
美肌効果・
髪ツヤ**

発酵食品の
さまざまな効果
**亜鉛吸収UP・
腸内環境を
整える**

煮干し粉の
カルシウム
**骨粗しょう症
予防**

亜鉛チャージ健康法に欠かせない、亜鉛チャージみそ汁。

みそをはじめとした発酵食品に含まれる乳酸菌や麹菌などは、腸内環境を整え、亜鉛の吸収を促します。

みその亜鉛含有量は100g当たり1・1㎎ほどですが、**生命活動に不可欠な必須アミノ酸**がすべて含まれていて、栄養価の高いスーパーフード。

またみそに多く含まれるイソフラボンには、肌や髪を美しく保ったり老化を緩やかにしたりといった美容の効果に加え、がんのリスクを抑えるなどの効果も確認されています。

さらに煮干し粉が加わることで、骨の健康に必要なカルシウムも摂取でき、骨粗しょう症の予防にもなります。

❸ストレス軽減小鉢

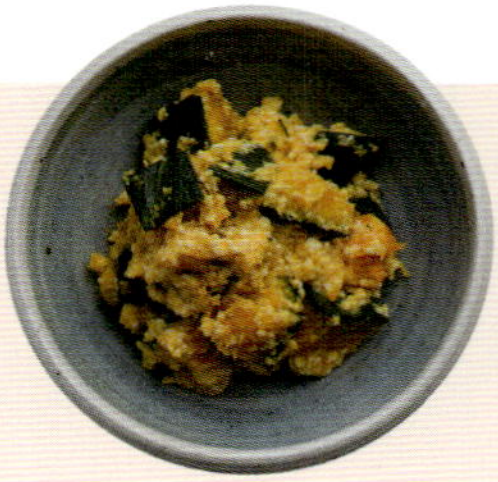

ストレスの影響で、亜鉛の吸収率は落ちてしまいます。ストレス軽減小鉢は、ストレスを和らげる効果の高い食材を使った副菜です。野菜を中心に、体にいい食材を使っています。

抗酸化作用のある栄養素が豊富に含まれたストレス軽減レシピ

十二指腸や空腸（小腸の一部）での亜鉛吸収がアップ

❹亜鉛チャージヨーグルト

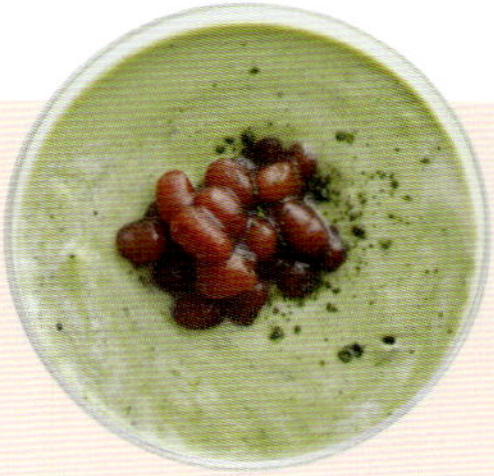

ヨーグルトに含まれる乳酸菌などには、亜鉛の吸収を促したり、血圧降下の作用があります。また、ビフィズス菌による整腸作用、カリウムによる摂りすぎた塩分を体外に排出する効果も期待できます。

乳酸菌のさまざまな効果
亜鉛吸収UP・血圧降下作用

腸内環境を整える善玉菌
ビフィズス菌
乳酸菌

塩分の過剰摂取を抑える
カリウム

免疫力、新陳代謝、病気の予防……基本メニューにちょい足しで、さまざまな効果が！

すでにお伝えしたように、４つの基本メニューを取り入れれば、亜鉛や、体に必要な栄養素をチャージすることができ、心身の健康や美しさを維持するうえで、大きな効果が期待できます。

しかし、そこにちょっとだけ食材（栄養素）をプラスすれば、亜鉛の摂取量を増やしたり、亜鉛が持つ力をさらに高めたりして、**幅広い健康・美容効果**を得ることが可能となります。

たとえば、卵かけごはんに、**昆布やごま、亜鉛を含むほたて**をプラスすれば、より多くの亜鉛をチャージしつつ、食物繊維やビタミンA、免疫力を高めるセサミンなどを摂ることができます。

あるいは、ごはんと一緒にブロッコリーを炊き込めば、美肌を保つうえで欠かせないビタミンCや、**代謝に欠かせないビタミンB群**を摂取することができます。

みそ汁になめことわかめをプラスすれば、整腸作用がアップして亜鉛の吸収率が高まるうえ、**血糖値の上昇を抑制する効果**によるダイエット効果も期待できます。

第3章では、このように、基本メニューにさまざまな食材をちょい足ししたレシピを数多くご紹介しています。

みなさんの健康・美容面でのお悩みや解決したい問題にピッタリ合うものを選び、ぜひ試してみてください。

あなたが亜鉛不足かどうか、簡単チェック！

さて、みなさんはもしかしたら、「そもそも、自分には亜鉛が足りているのだろうか？」「亜鉛が足りているかどうか、確認する方法はないだろうか？」と思っていらっしゃるかもしれません。

そのため、ここでは、ご自身でもできる、亜鉛不足の簡単なチェック方法をお伝えします。

まず、次の中に当てはまるものがないか、考えてみてください。

・食べ物の風味（香りや味わい）がわからない
・味が薄く感じられて、しょうゆや塩、砂糖を多くかけてしまう

・何も食べていないときでも、常に口の中に苦味などを感じる
・最近、何を食べても**まずく感じられたり味がしなかったり**するため、食欲が低下し体重が減ってきた
・甘いものを苦く感じたり、酸味や苦味などは感じても、甘味だけ感じられなかったりする
・とがった感じがして、塩味を不快に思う
・以前は好きだったものが嫌いになり、食べられなくなった

もし、いくつか当てはまるものがあったら、要注意です。次の「味覚障害チェック」も一緒に試してみてください。

・コップを3つ用意し、それぞれに200㎖程度の水を入れる。うち一つに耳かき3杯分程度の食塩、一つに小さじ2／3程度の砂糖を加える。
・よくかき混ぜ、目をつぶって置き場所を入れ替えるなどして、どのコップに何が入っているかわからないようにし、味がしないか、しょっぱいか、甘いかを判断する。

第 2 章　最新医学が解明した本当に体にいい食べ方

この「味覚障害チェック」でも間違えてしまった場合は、亜鉛不足に陥っている可能性があります。亜鉛が不足していれば、食事によって亜鉛をチャージするだけでなく、適切な対策をとる必要があります。病院で血液検査をして、血清亜鉛値を調べてみましょう。

簡単！ 味覚障害チェック

ただの水	小さじ2/3の砂糖	耳かき3杯分の食塩
無味	甘い	しょっぱい

・同じコップを3つ用意
・水200mlを入れる
・よくかき混ぜておく
・コップの底などに、自分で確認できるよう印などをつけておく

並べ替えて、順番がわからないようにする

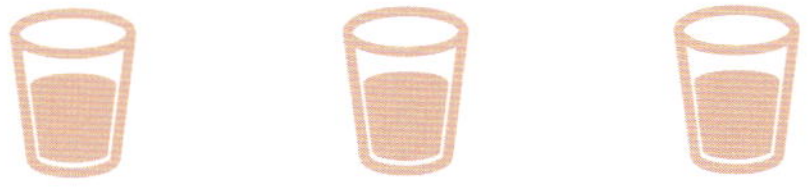

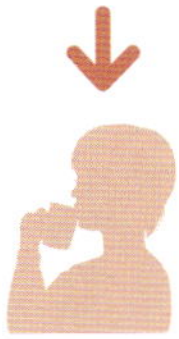

無味、甘い、しょっぱいを判断できればOK。間違えてしまった場合は味覚障害の可能性あり!!

サプリメントでは、亜鉛不足は解決しない!?

本書では、毎日の食事によって、心身の健康を維持するために必要な亜鉛をチャージする方法をお伝えしていますが、みなさんの中には、「コンビニやドラッグストアで売っている亜鉛サプリを飲めば、わざわざ食事で亜鉛を摂る必要はないのでは？」と思う方もいらっしゃるかもしれません。

たしかに、亜鉛のサプリメントは、コンビニなどで簡単に手に入ります。しかし、**亜鉛サプリメント**は、ものによっては材料から亜鉛を抽出し、加工して作られる過程で、**成分が壊れたり、失われたりしてしまっている可能性**もあるのです。

サプリメントは、第三者による審査（できあがった製品の成分チェック）が義務づけられている「医薬品」ではなく、「食品（健康食品）」として扱われます。

また、商品のパッケージに記されている成分含有量は、原材料ベースのものが示されていることが少なくありません。

もちろん、厳正な成分チェックが行われている良心的なメーカーによる商品もありますが、中には、「亜鉛サプリメント」として販売されていながら、亜鉛が全く含まれていないものもあるのです。

また、たびたびお話ししているように、せっかくサプリメントによって必要量の亜鉛をチャージしても、十二指腸や小腸（空腸）などの消化器官が健康でなく、亜鉛の吸収率が低い状態では、あまり意味がありません。

亜鉛不足をきちんと解決するためには、サプリメントだけに頼るのではなく、**亜鉛チャージ健康法でさまざまな食材（栄養素）をバランスよく**摂り、心と体のトータルな健康を目指すのがベストなのです。

第3章

あなたの健康を守る

亜鉛チャージレシピを大公開！

手軽な食品で亜鉛が摂れて、
さまざまな効果が得られるレシピを開発！
一回の食事をこのレシピに変えるだけで、
健康にいいミネラルや栄養素をチャージできます！
しかも、おいしい！カンタン！続けやすい！

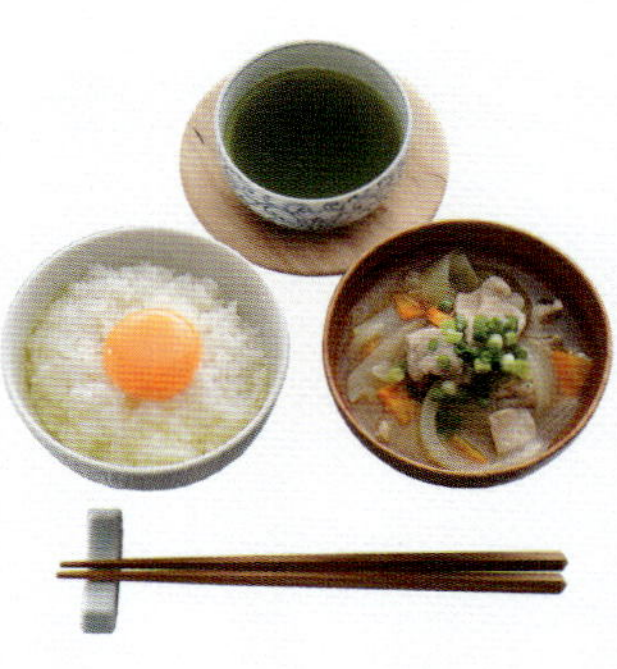

基本①

ごはんにひと手間加えて「長生き」!

卵かけごはんを食べるときに、ごはんにひと工夫加えることで、健康的でおいしい卵かけごはんになります。ふだん食べている白米とは違い、亜鉛効果も高められます。

本書でオススメのごはん!
それは、卵の白身をごはんに混ぜた
「白身ふわふわごはん」!

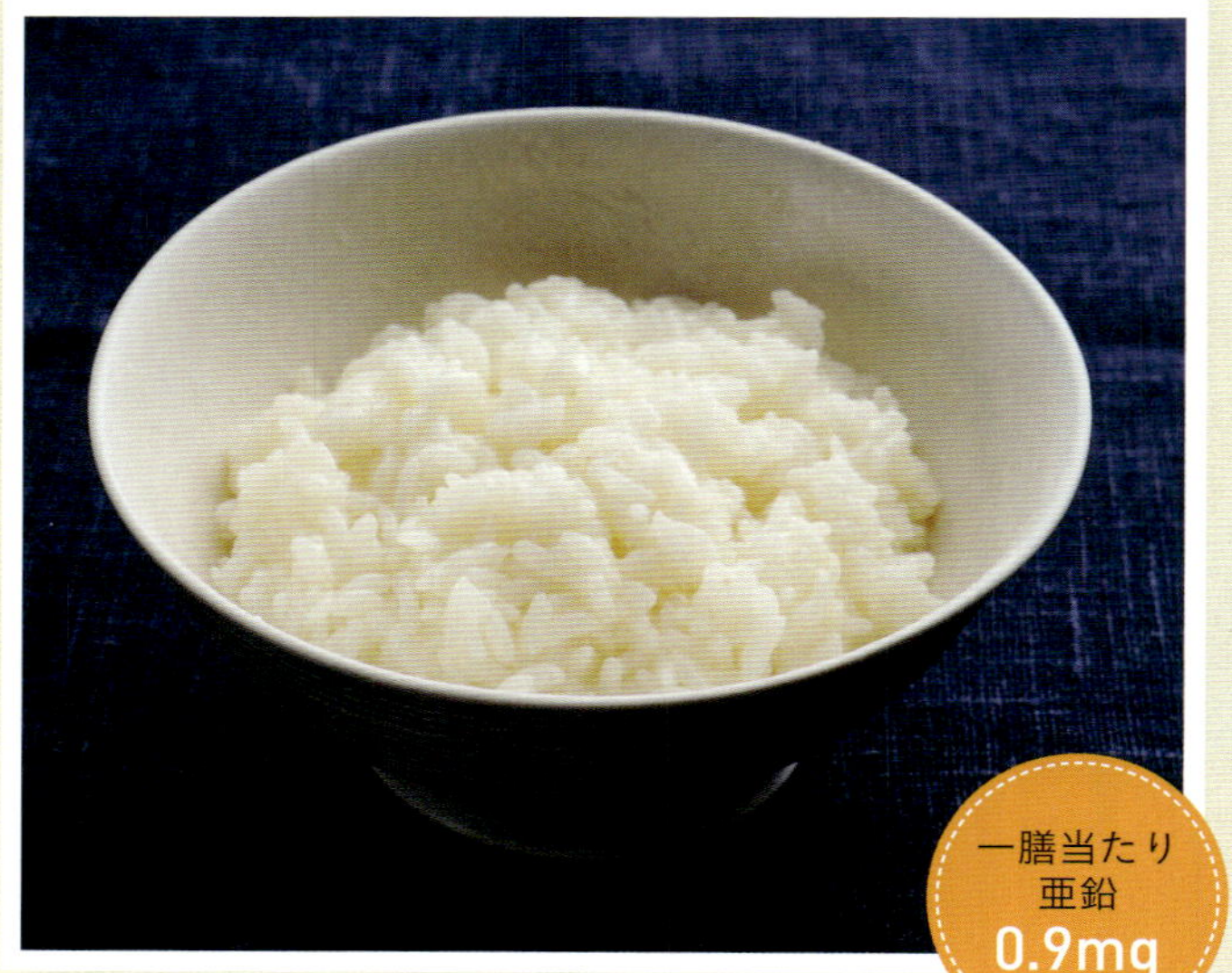

ふわふわにすることで、のどごしもよくなり、
飲み込みにくさを感じる高齢者にも食べやすくなります。また、粘りがあるものやタンパク質が多いものは、血糖値の上昇を緩やかにしてくれる働きも期待できます。

卵の白身を白米に混ぜることで、

血糖値の上昇を抑える!

ご高齢の方も食べやすい!

普通の卵かけごはんに比べて風味もよくなる

と、いいことずくめ!

さらに

白米を**もち麦ごはん**に変えると

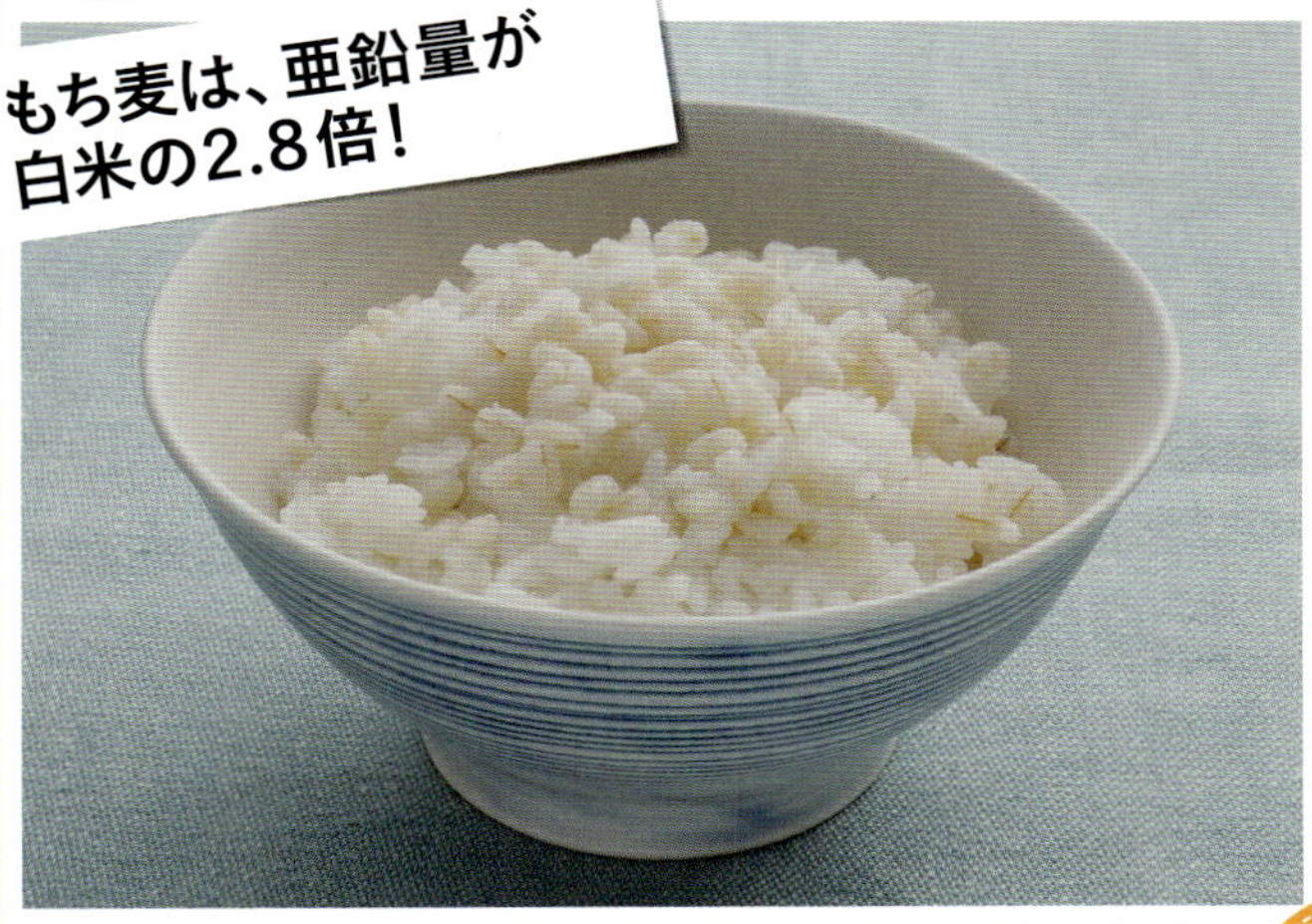

もち麦は、亜鉛量が白米の2.8倍!

一膳当たり
亜鉛
2.5mg

食品の中でも、水溶性食物繊維の含有量がトップクラスのもち麦。水溶性食物繊維は腸内細菌のエサとなり、腸内環境を整えてくれるほか、食後の血糖値上昇を抑えるなど、さまざまな働きをしてくれます。また、プチプチとした食感も楽しめるのが特徴。

白米を**おからパウダーごはん**に変えると

食物繊維、大豆イソフラボンもプラス

おからパウダーは、ごはん一膳に小さじ1～3杯くらい混ぜるのがオススメ。自分の好みで、おからの量を調整しましょう。

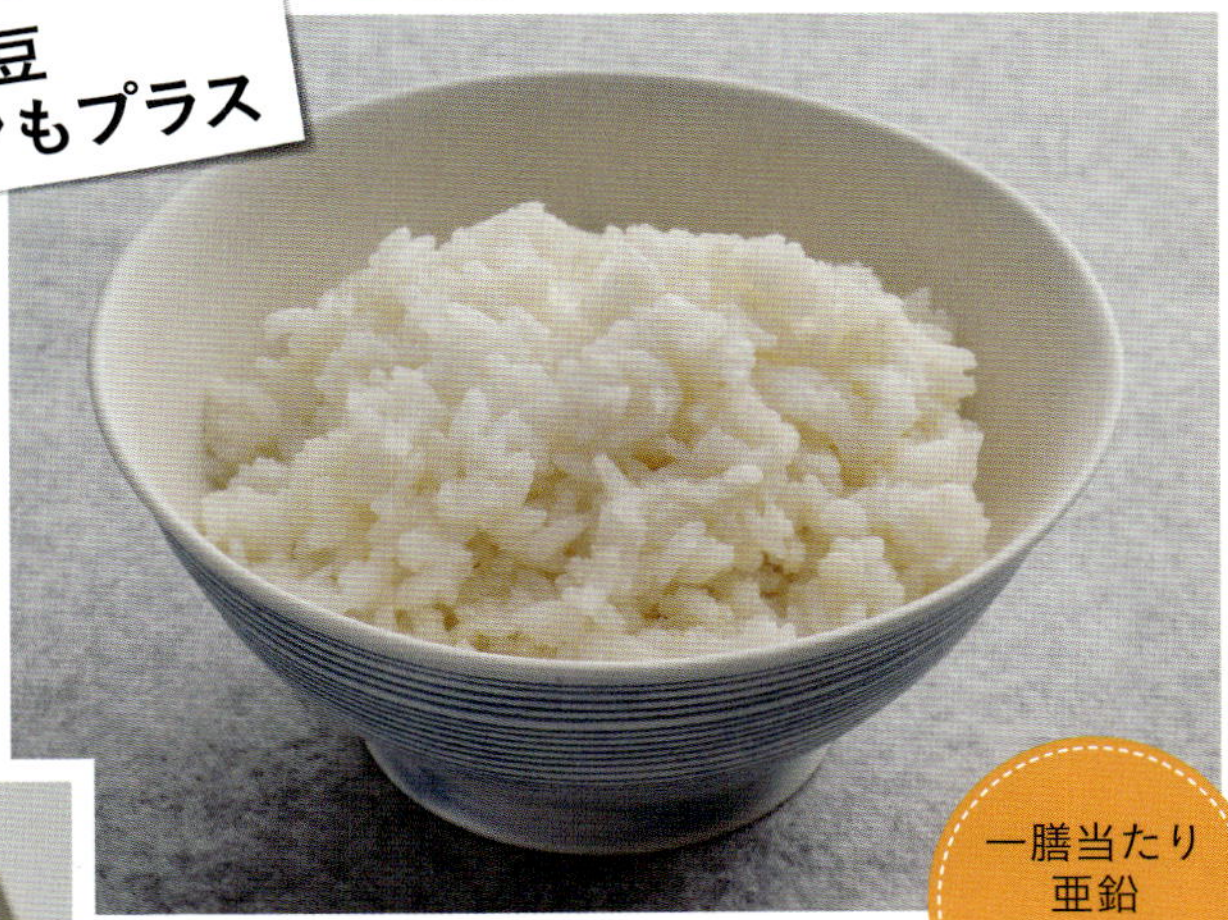

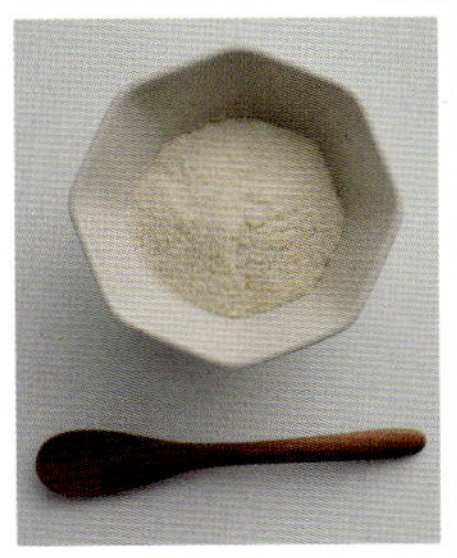

一膳当たり
亜鉛
1.0mg

おからパウダーはその約半分が食物繊維で、残りの約半分が大豆タンパク質。抗酸化成分も含みます。食物繊維量は、食品の中でもトップクラス。おからに含まれる不溶性食物繊維は便のかさを増して便通をよくするほか、満腹感を感じやすく、ダイエットにもオススメ。

「白身ふわふわごはん」の作り方は、次のページをチェック。

「白身ふわふわごはん」の作り方

卵の白身とごはんを混ぜることで、ふわふわ食感のごはんができあがります。白身を混ぜてとろみをつけることで、喉に詰まることも防げるため、誤《ご》嚥《えん》性肺炎の予防にもなります。また、白身で米粒をコーティングすることで、血糖値の上昇が抑えられる効果も期待できます。

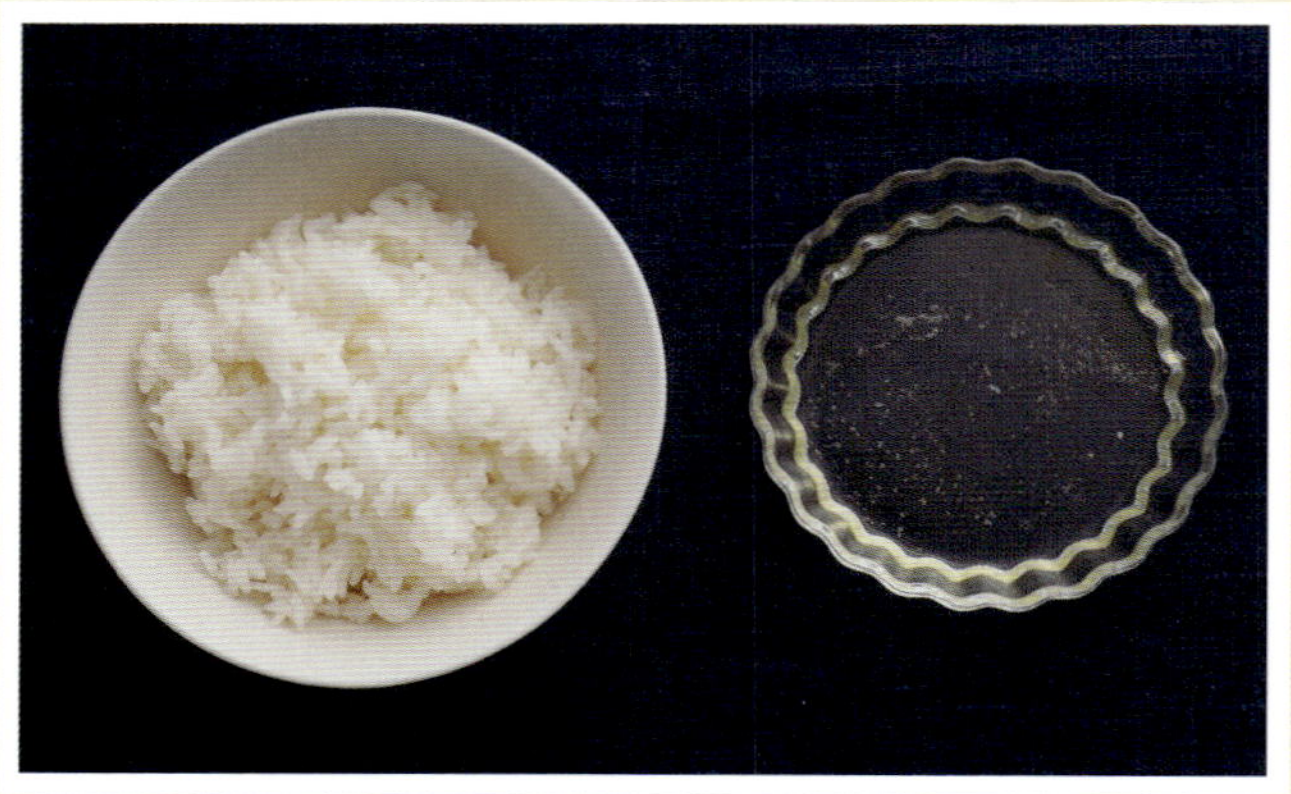

① 卵の白身とごはんを用意する。一膳（ごはん150g）に対して卵一つ分の白身を用意する

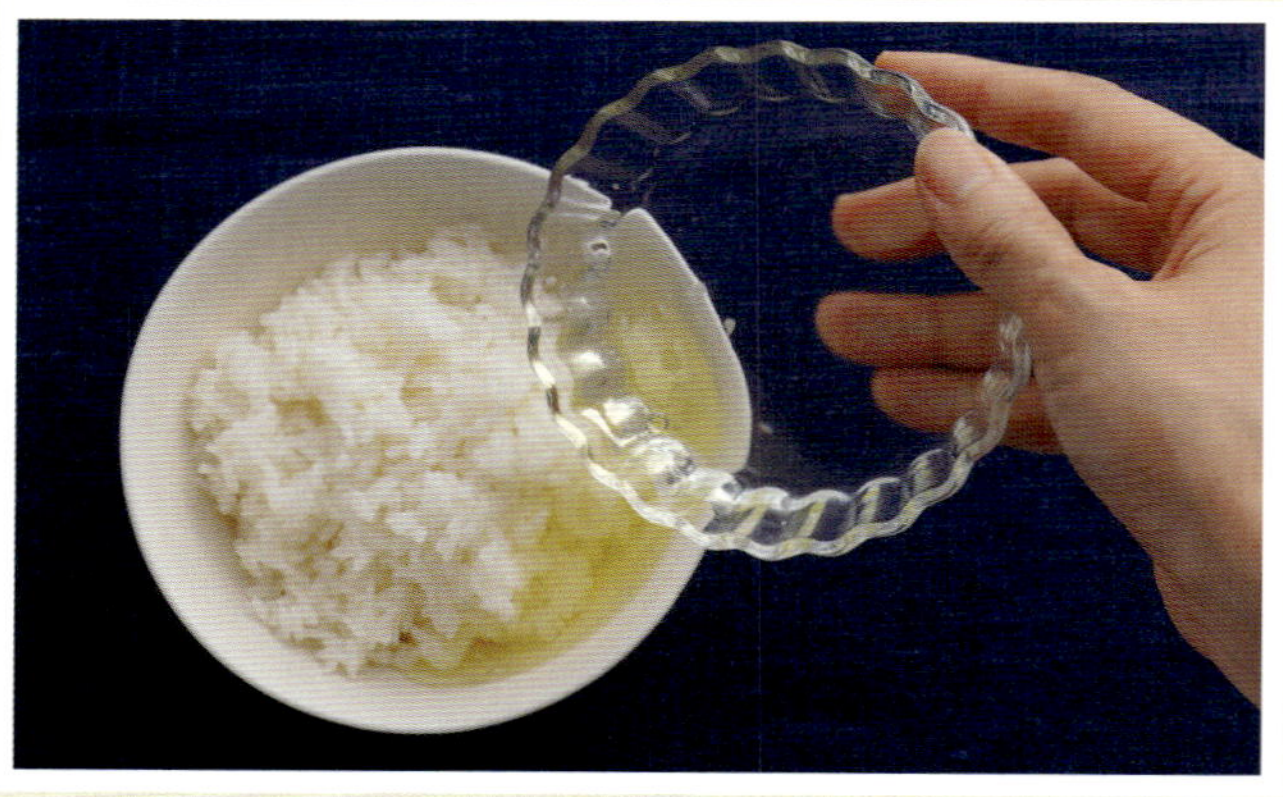

② 白身をごはんにかける

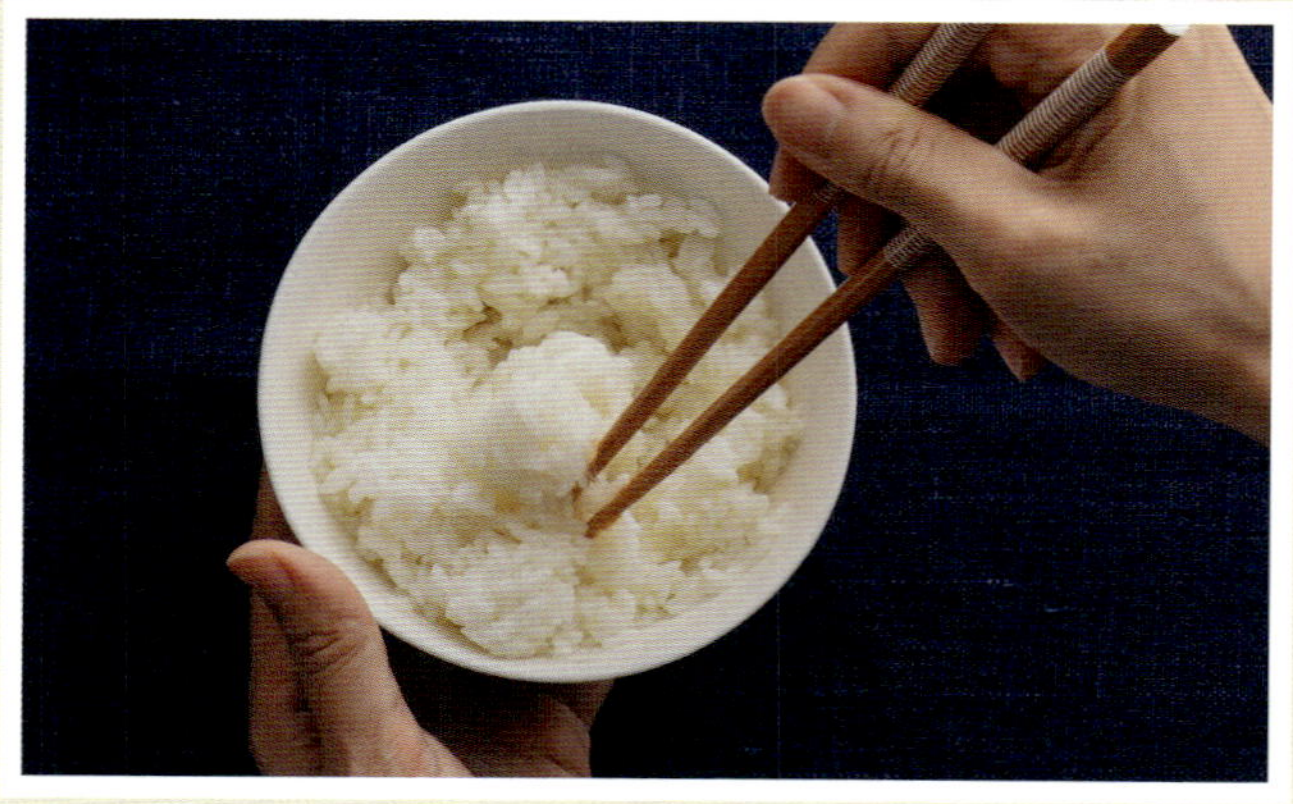

③ ごはんと白身をよく混ぜる

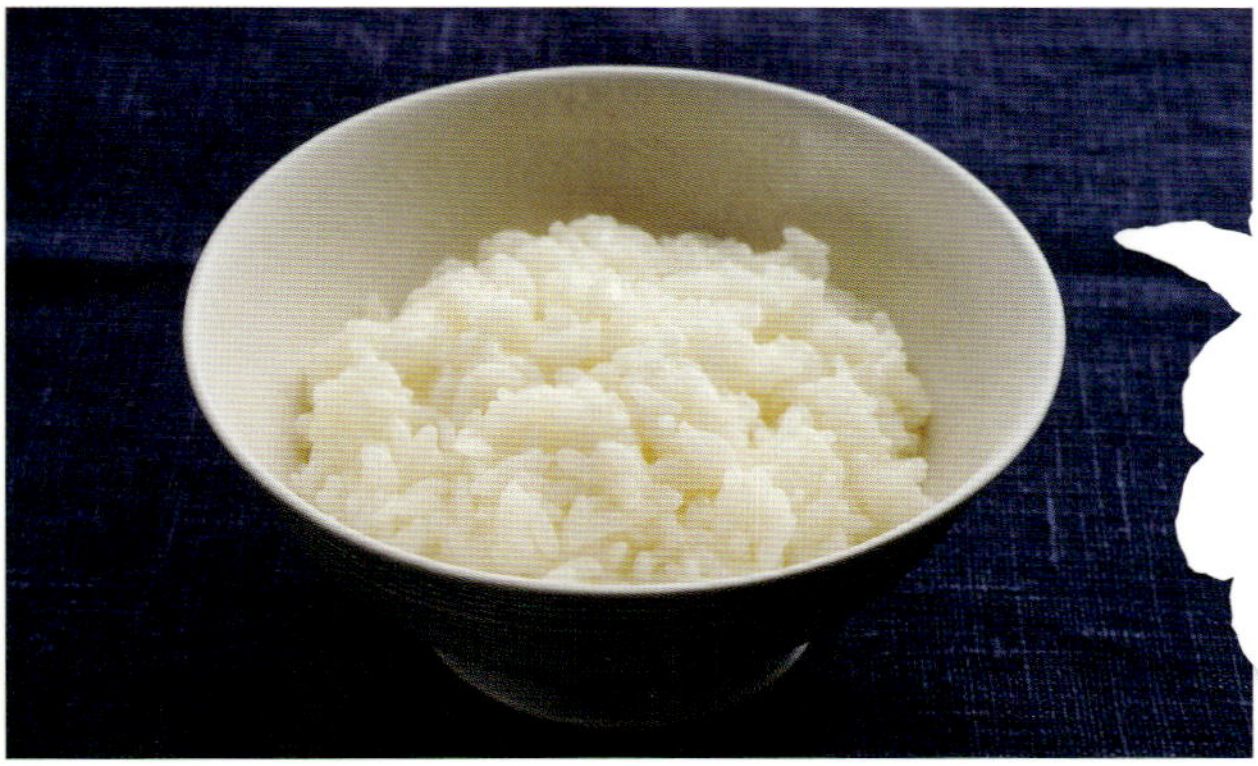

「白身ふわふわごはん」の完成

卵の黄身と白身の上手な分け方

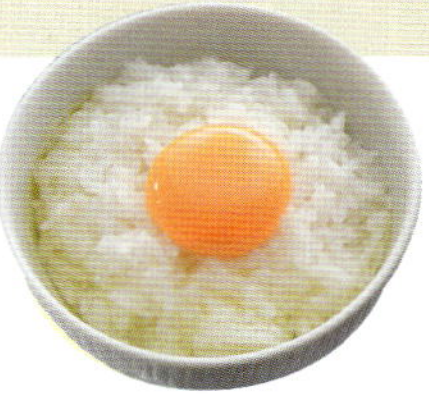

「白身ふわふわごはん」を作るために、
卵を割って白身だけ取り出すやり方をご紹介します

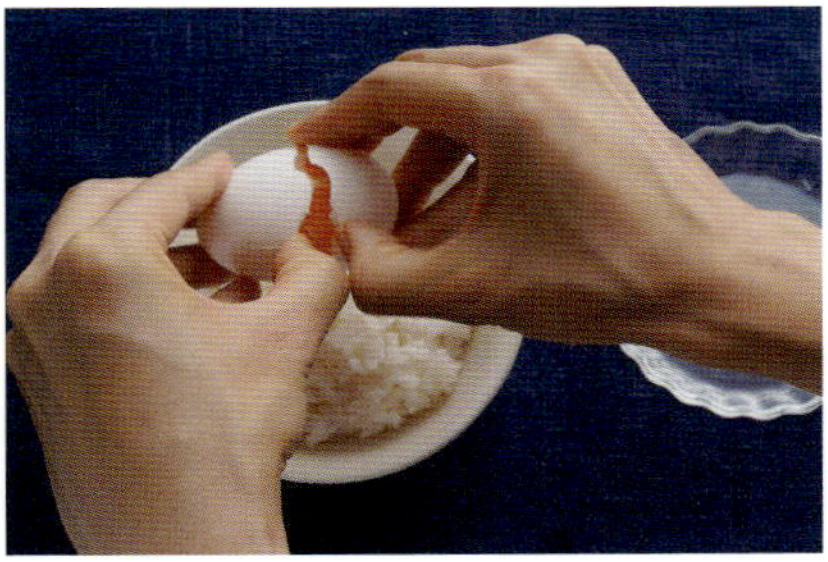

① 卵を割る

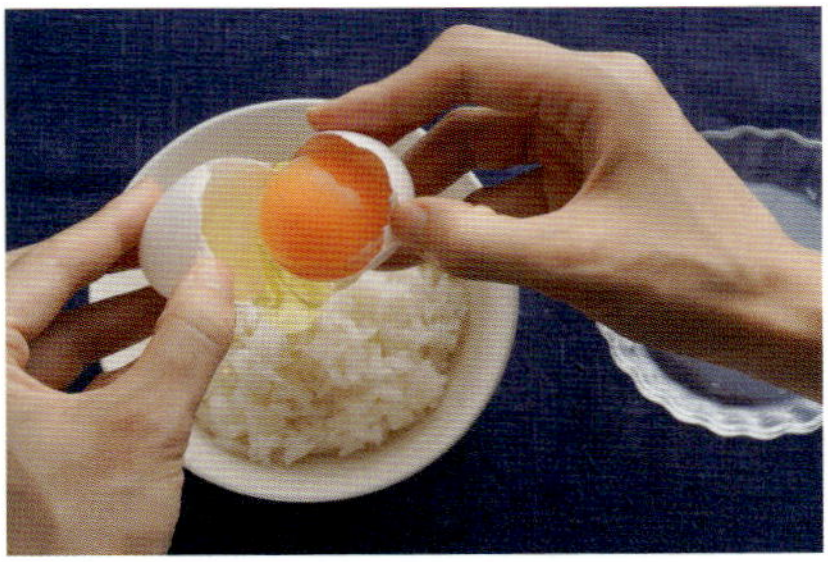

② 卵の殻を使って黄身と白身を分ける

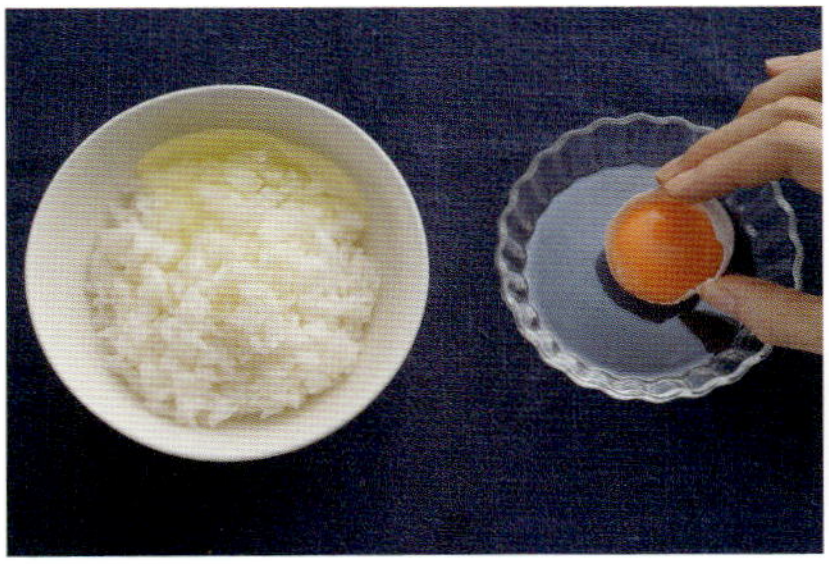

③ 白身だけをごはんの上に落とし、黄身を別に分けておく

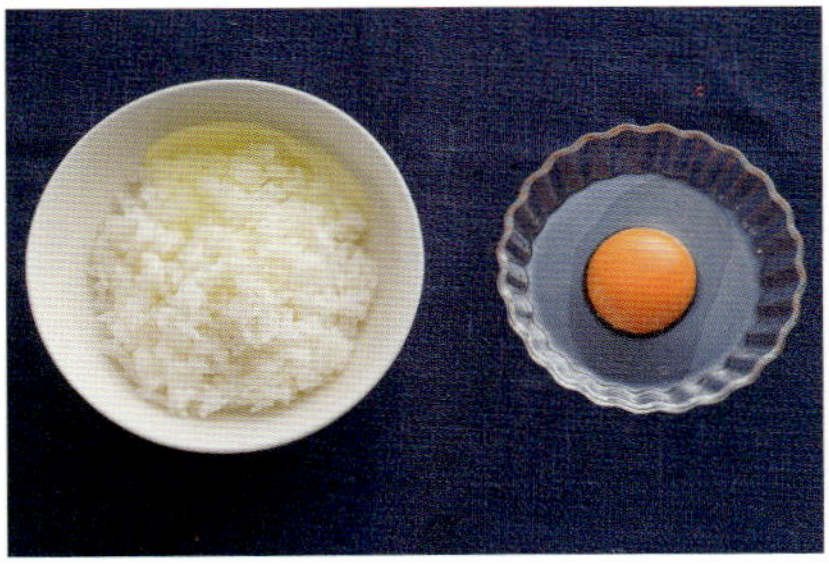

④ 白身をごはんとよく混ぜた後、黄身をごはんの上にのせて完成

基本② 「亜鉛チャージみそ汁」の作り方

亜鉛量の多い煮干し粉を使った「亜鉛チャージみそ汁」。煮干しの匂いが漂い、食欲も増進。さらに、具材にも亜鉛が摂れる食材を使用しているので、みそ汁を毎日飲むだけでも効果があります。

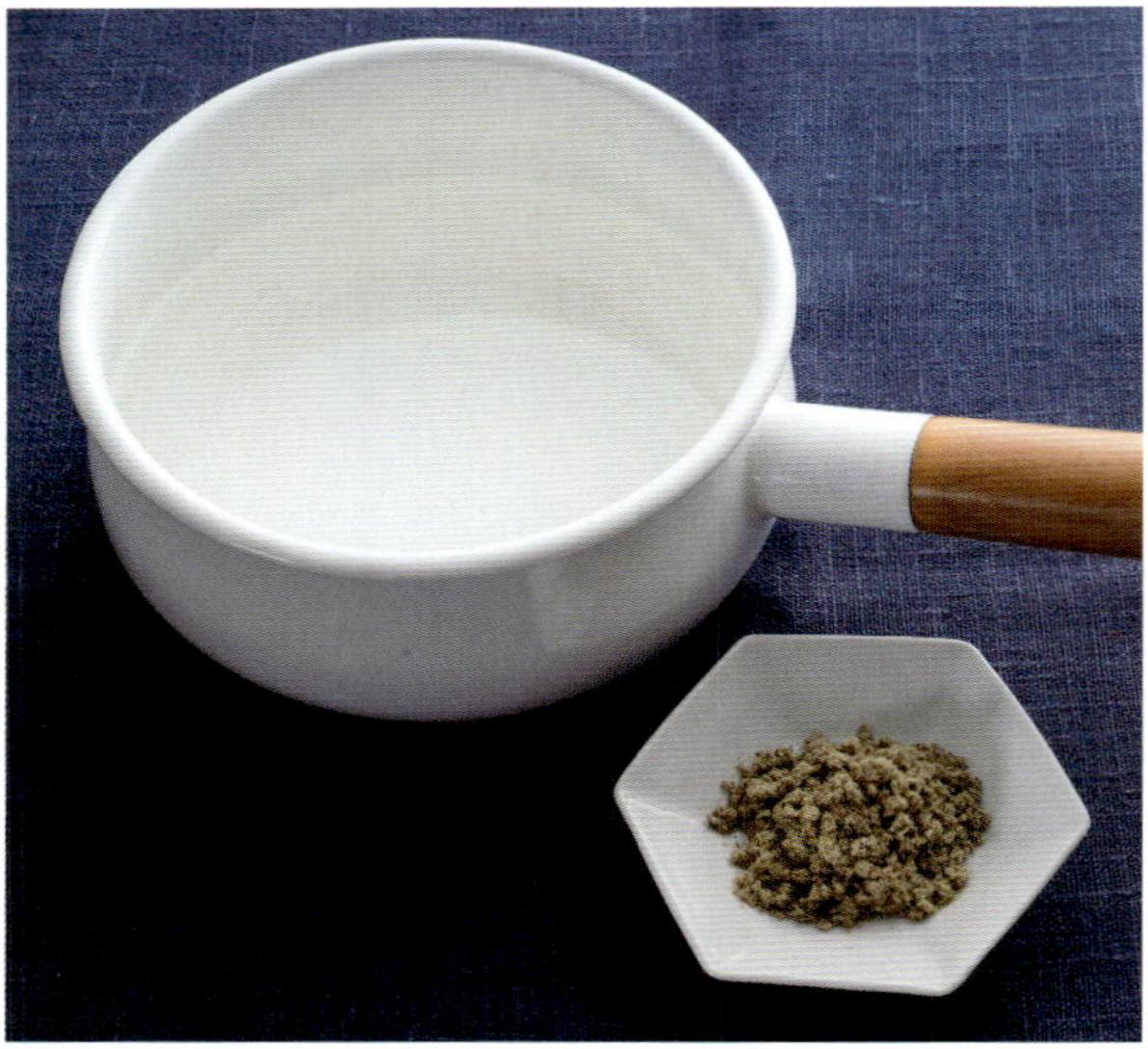

【2人分】
水…400㎖　煮干し粉…小さじ2
日本酒…大さじ1

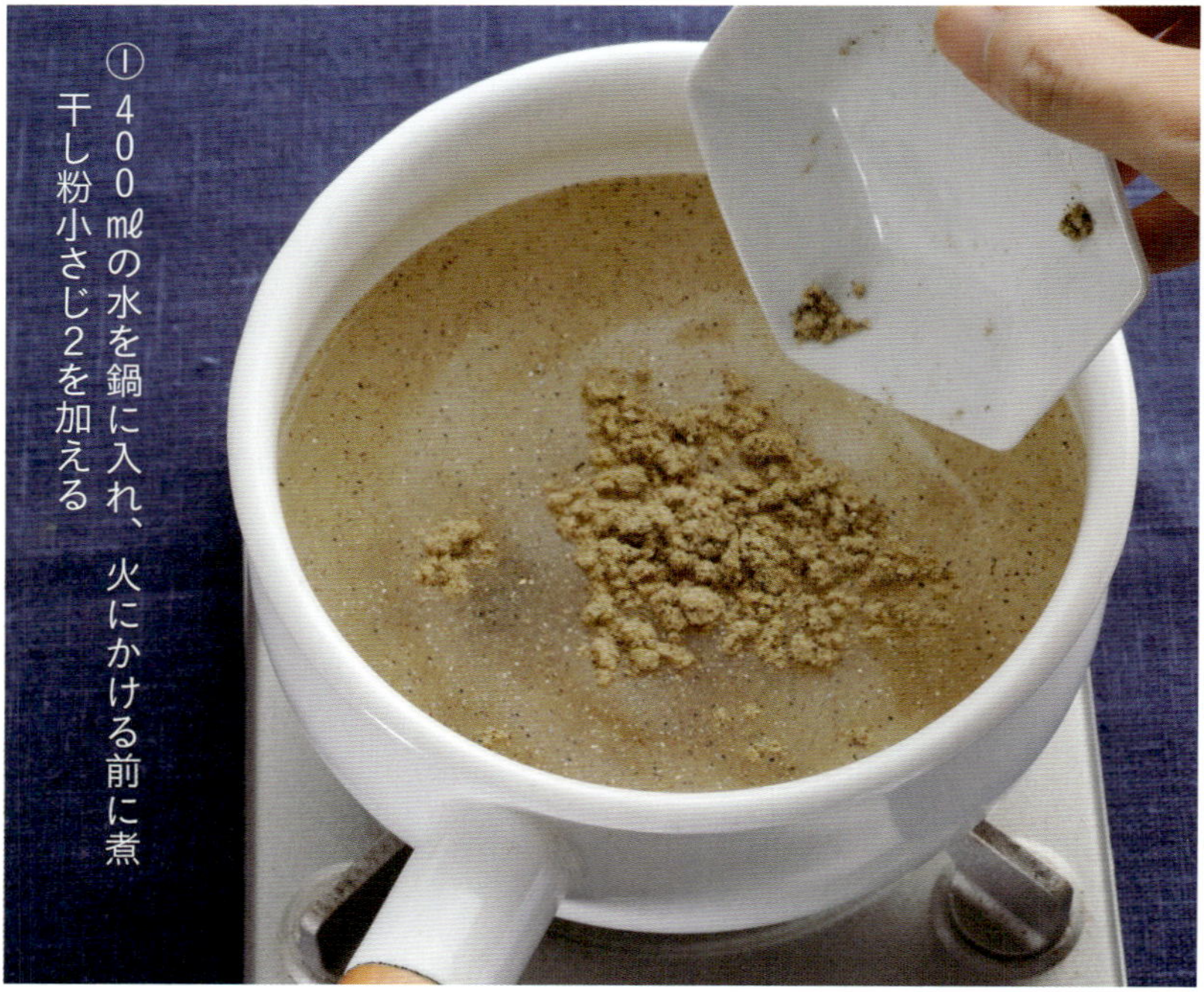

①400㎖の水を鍋に入れ、火にかける前に煮干し粉小さじ2を加える

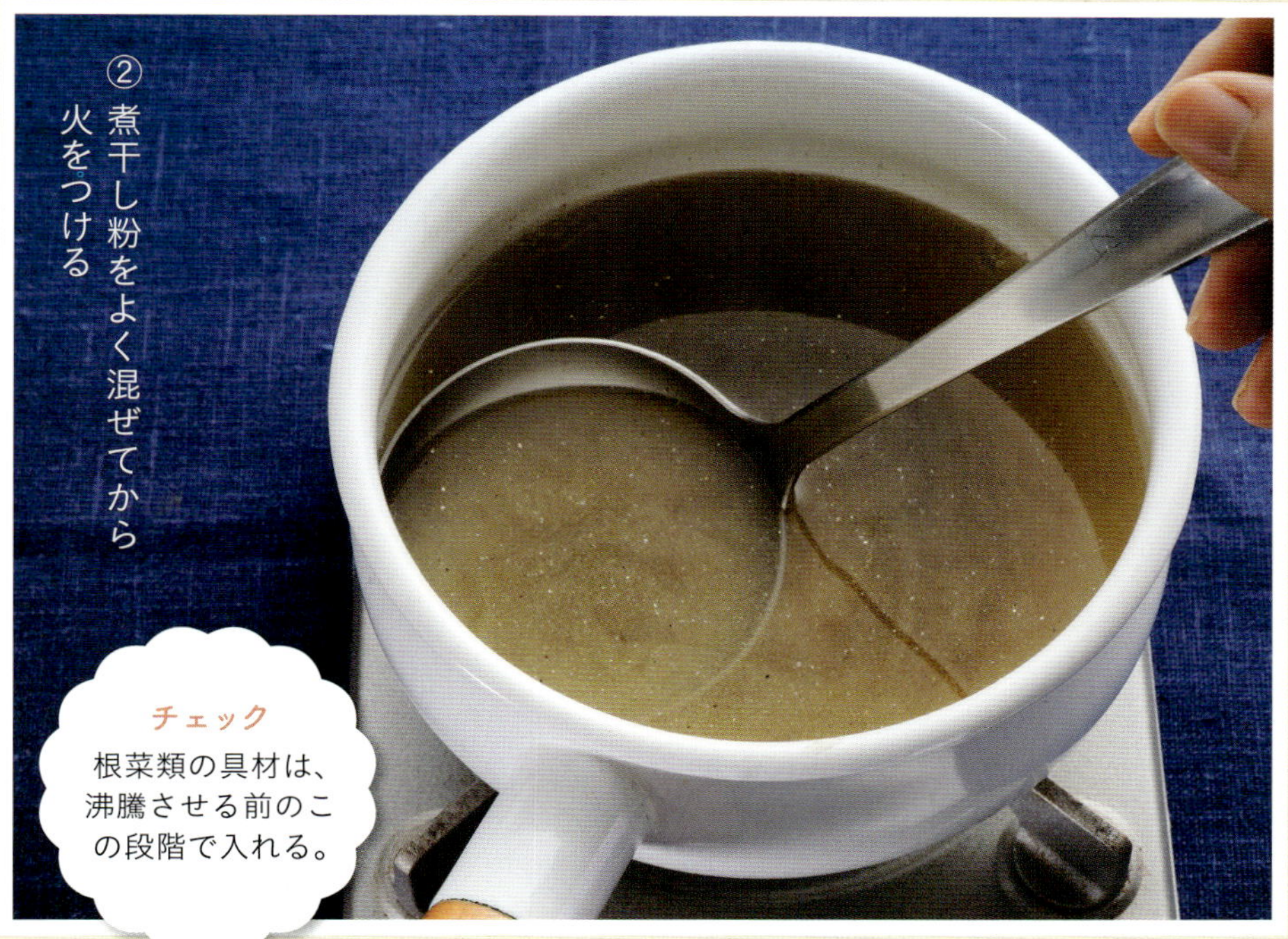

②煮干し粉をよく混ぜてから火をつける

チェック
根菜類の具材は、沸騰させる前のこの段階で入れる。

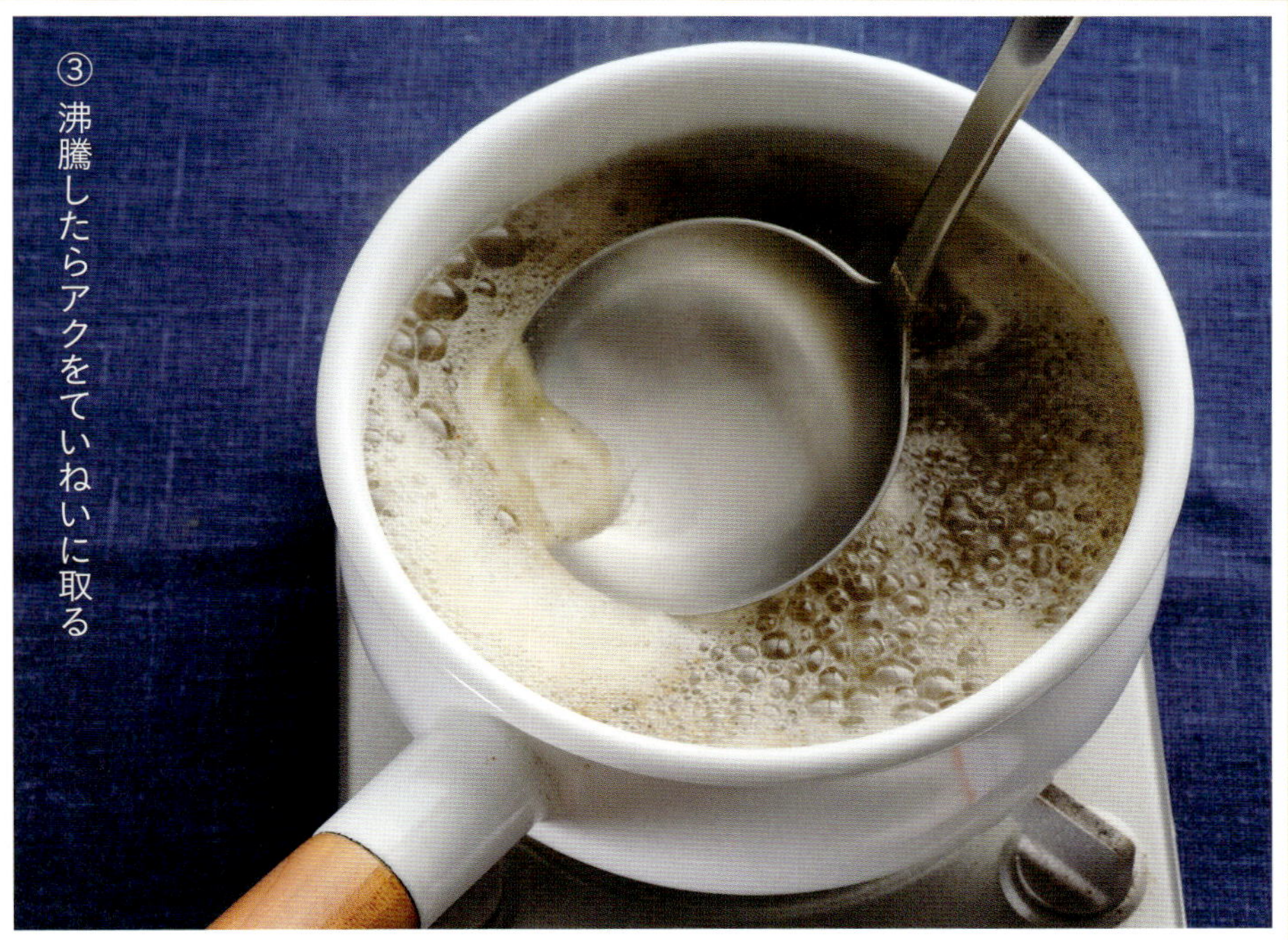

③沸騰したらアクをていねいに取る

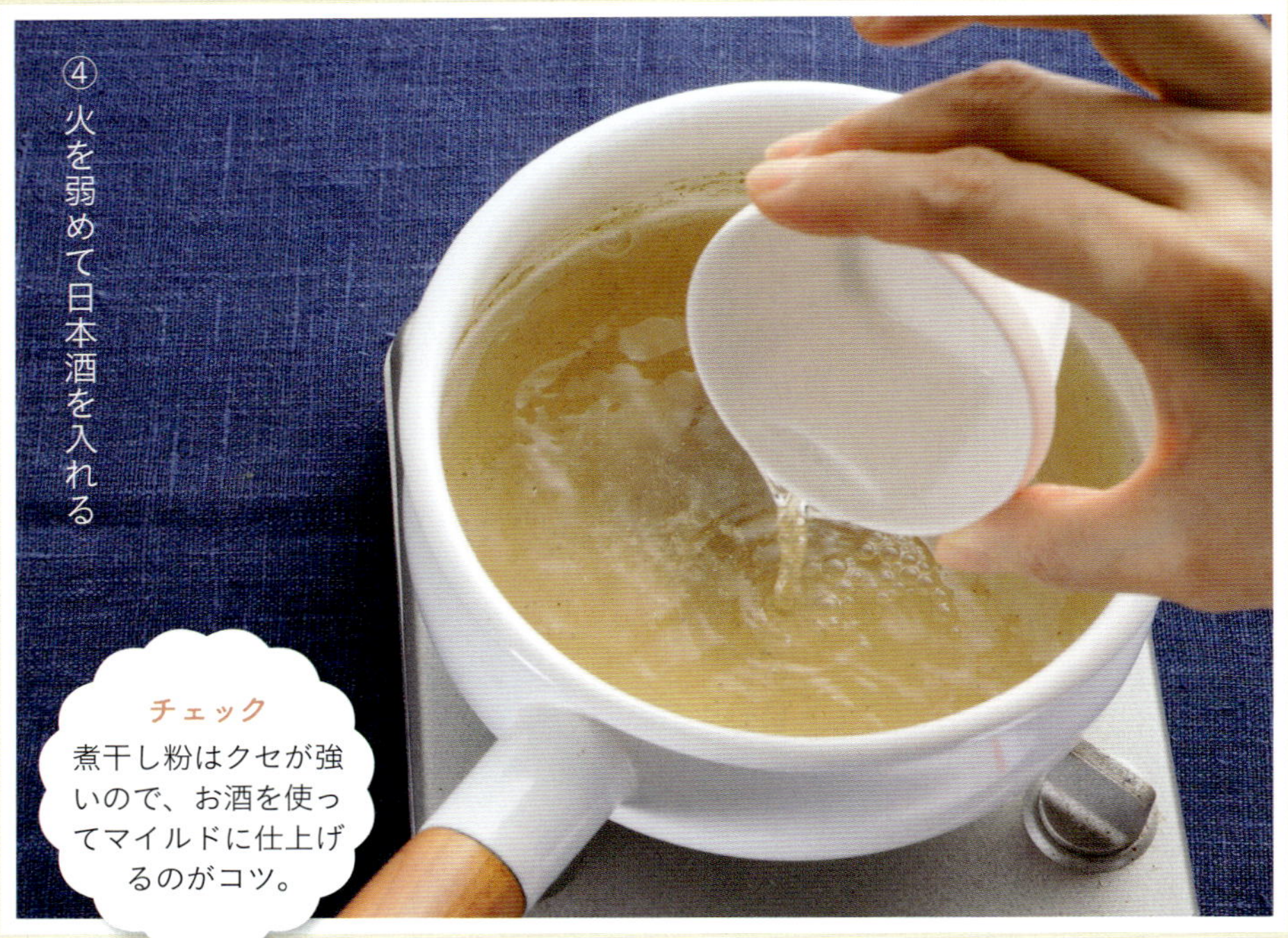

④火を弱めて日本酒を入れる

チェック
煮干し粉はクセが強いので、お酒を使ってマイルドに仕上げるのがコツ。

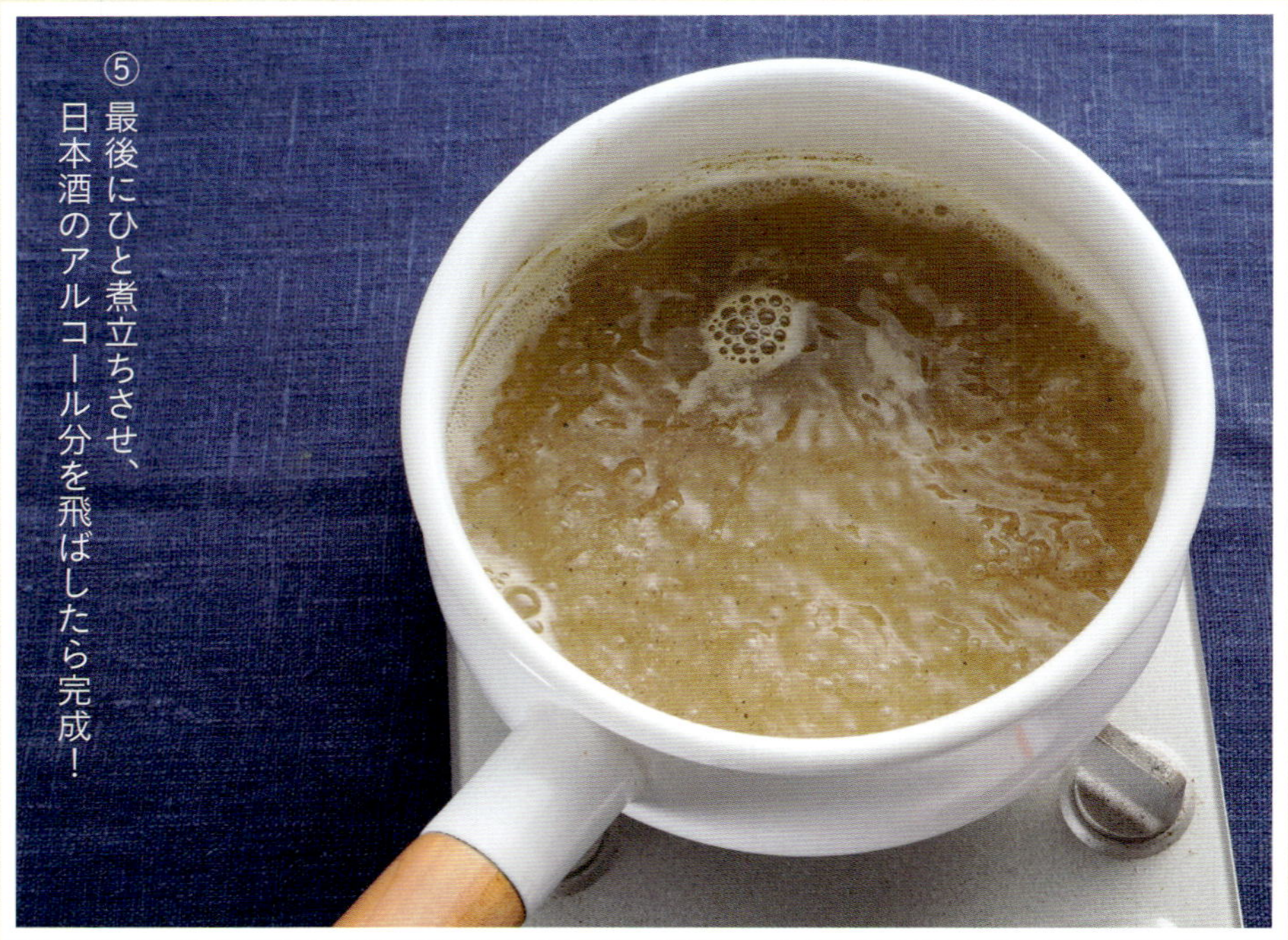

⑤最後にひと煮立ちさせ、日本酒のアルコール分を飛ばしたら完成！

亜鉛が豊富でおいしい！

これで基本の「だし」のできあがり！
お好みのみそや具材を入れて
亜鉛チャージみそ汁の完成です！

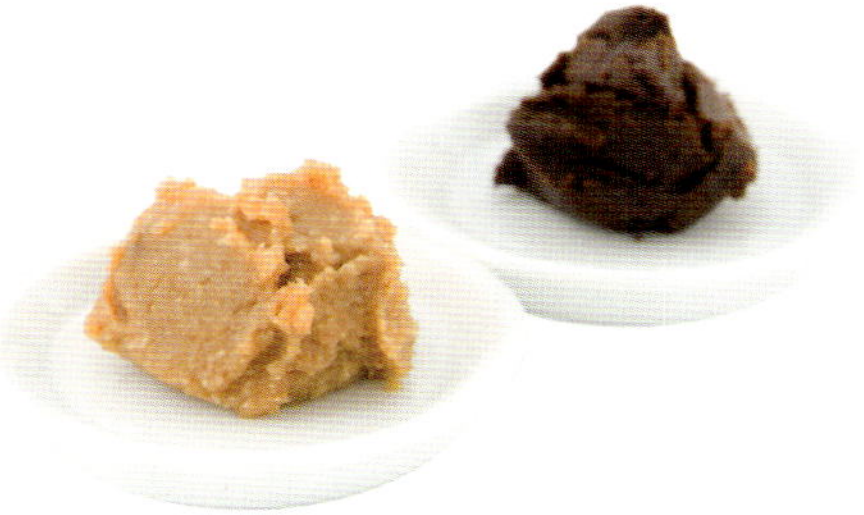

＋

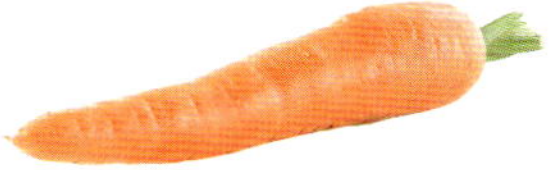

＋

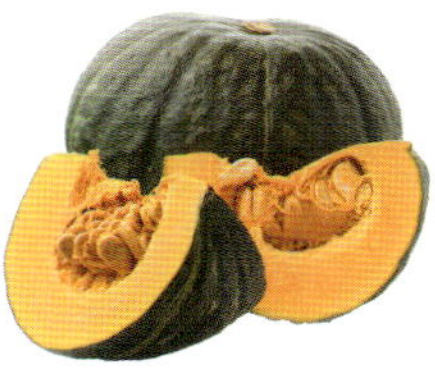

合わせる具材次第で
免疫力、代謝がアップ！
ダイエットなどの効果も！

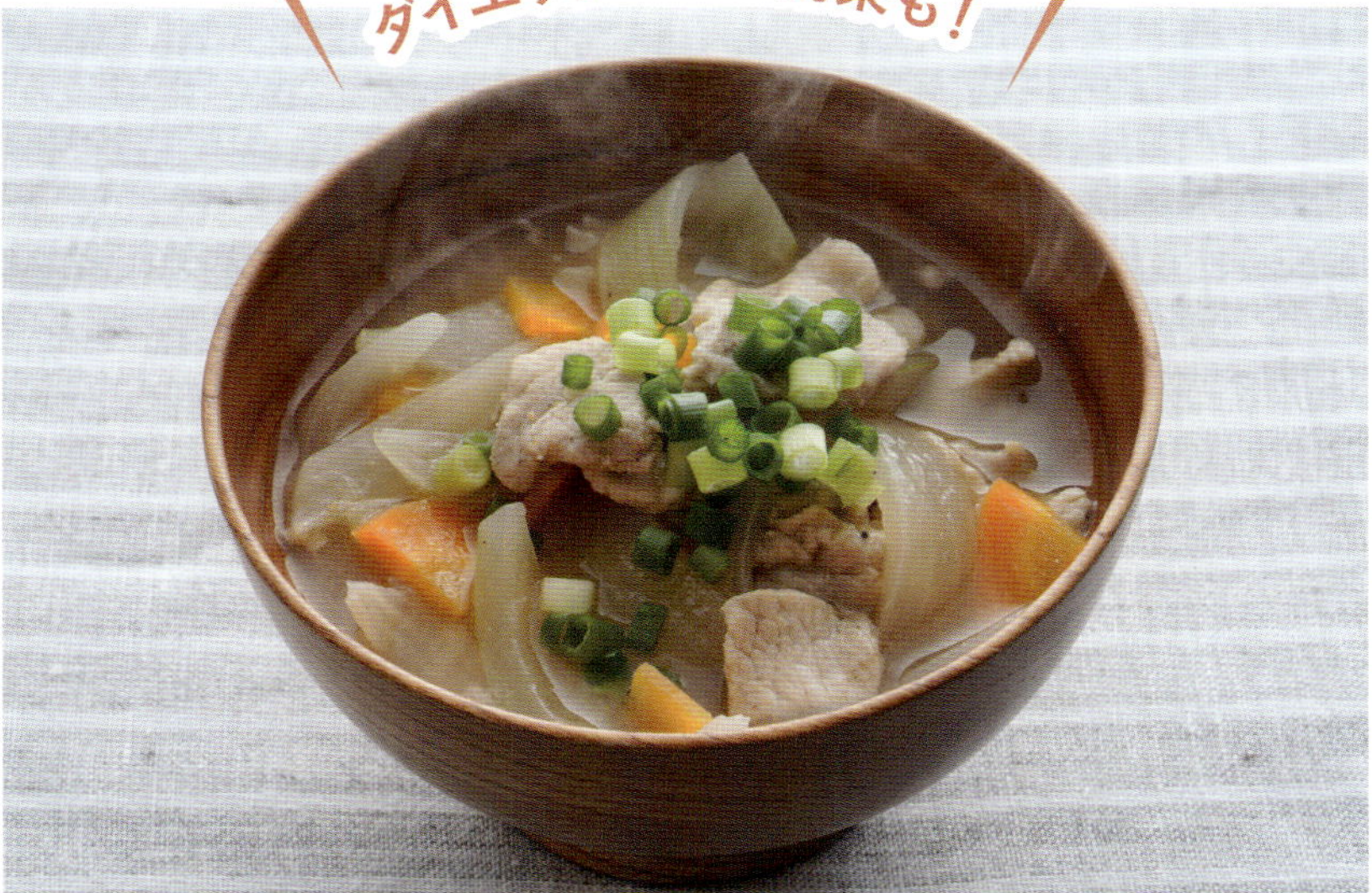

長生きミネラル「亜鉛」＋ビタミン、タンパク質etc.で、さまざまな健康効果が！

先に紹介した亜鉛チャージ健康法の４つの基本メニューは、「亜鉛」を効率よく摂るための基本レシピです。

ここまで解説してきたように、亜鉛は３００種類以上の酵素の働きを助けることで、私たちの体にさまざまな効果をもたらします。代謝をアップさせたり、免疫力を高めたり、ストレスを軽減したり……。

そこで、４つの基本メニューをもとに、亜鉛が体にもたらす効果を６つに分類し、一回の食事で亜鉛を効率よくチャージできて、そのほかの栄養素もバランスよく摂れるレシピを考えました。

６つの効果は以下の通り。

①亜鉛＋抗酸化力で長生き！ 強い体に！

②代謝アップ！ ホルモンバランスを整える！
③免疫力アップ！
④肌・髪を若々しく！
⑤ストレス対策に！ 亜鉛の吸収を助ける！
⑥血糖値の上昇を抑え、健康的にダイエット！

それぞれの献立の内容は、ごはん、みそ汁、主菜、副菜、デザートと、一回の食事がしっかりと取れるように考えました。

また、レシピはどれも日本人に馴染み深い食材や、スーパーなどで手に入りやすい食材、食べやすい食材を使って簡単に作れる、おいしいメニューとなっています。

みなさんが気にしていたり、悩んでいたりすることに効果のあるレシピを選び、毎日の献立の中にぜひ一つずつからでも取り入れてみてください。


詳しい解説は次ページで！

❶ 亜鉛＋抗酸化力で長生き！ 強い体に！

長生きには丈夫な骨や血管、サラサラの血液、健康な細胞がポイント。抗酸化力が高い栄養素を摂ることで、活性酸素から守り老化に負けない体をつくります。

【お役立ちな栄養素・食材】

DHA・EPA：中性脂肪を減らし、血管を健康に保つ必須脂肪酸（いわし、サーモン、サバなど）／**ビタミンB群**：低下した新陳代謝を高めることで健康な体を維持してくれるビタミン（大葉、バジル、スプラウト、あずきなど）／**ケルセチン**：血液をサラサラにし、血管を強くする（玉ねぎなど）

アスタキサンチン
ビタミンEの
1000倍もの
抗酸化力！

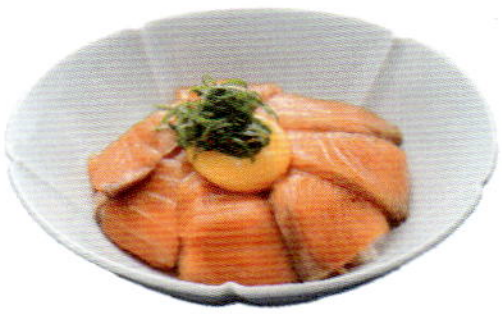

❷ 代謝アップ！ ホルモンバランスを整える！

若々しい体をつくるためには、代謝の促進やホルモンバランスを整える栄養素を摂ることが必須。血管を若々しく保つ、細胞を保護する食材を摂りましょう。

【お役立ちな栄養素・食材】

大豆イソフラボン：女性ホルモンと同じような構造をし、ホルモンバランスを整える（納豆など）／**ビタミンE**：強力な抗酸化作用で細胞の保護や新陳代謝を促進（ごま、アボカドなど）／**ビタミンA**：眼など粘膜の健康を維持（かぼちゃなど）／**食物繊維**：腸内環境を整え、基礎代謝力をアップ（枝豆など）

オメガ3系脂肪酸
中性脂肪の
合成を抑え、
炎症も抑制！

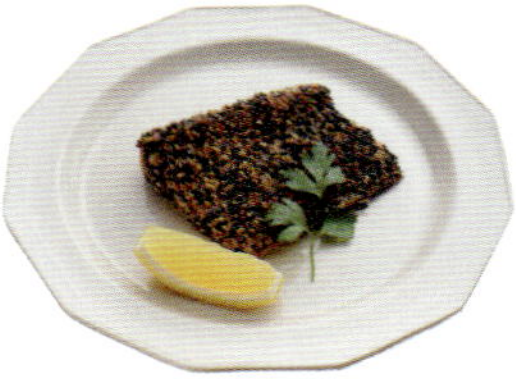

❸ 免疫力アップ！

病気やウイルスに負けないためには、免疫力の強化が必要。免疫システムを強化するタンパク質や腸内環境を整える栄養素で、病気知らずな体を実現します。

【お役立ちな栄養素・食材】

タンパク質：筋肉や臓器など体を構成する要素として重要。免疫力の要《かなめ》です（卵、肉、ほたてなど）／**セサミン**：活性酸素の働きを抑制し、細胞が傷つくのを防ぐ抗酸化物質（ごまなど）／**クルクミン**：抗酸化作用、抗炎症作用が高く、肝機能を保護してくれる色素成分（ウコンなど）

プロアントシアニジン
ポリフェノールの一種。
腸内環境も
整える！

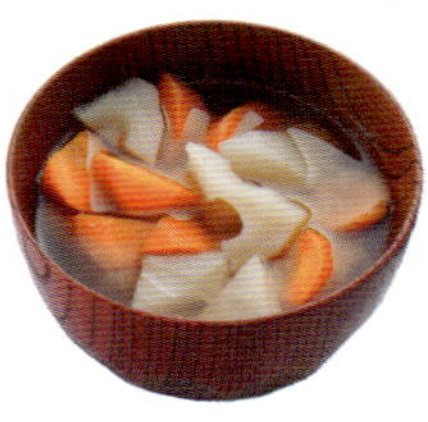

④ 肌・髪を若々しく！

美しい肌や髪の強い味方である亜鉛に加え、タンパク質やシワ、シミ、肌荒れなどを防ぐビタミンCを摂り、いつまでも若々しく過ごしましょう！

β-カロテン
肌の乾燥防止、
保湿効果、
シミを減らす！

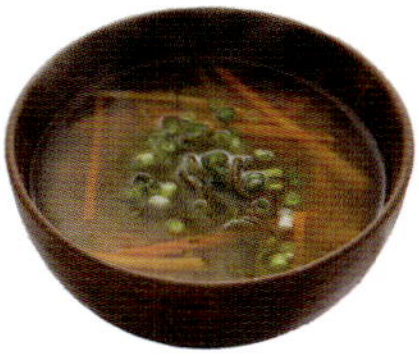

【お役立ちな栄養素・食材】

ビタミンB群／新陳代謝を高め、美肌効果や美髪効果（牛肉、アボカドなど）／ビタミンB1：糖質をエネルギーに変える働きがあり、肌の健康にも関わるビタミン（枝豆、まいたけなど）／ビタミンC：シミ・シワの予防や病気の予防、血管を丈夫に保つのを助ける（ほうれん草、パプリカなど）

⑤ ストレス対策に！ 亜鉛の吸収を助ける！

ストレスを軽減するには、腸内環境を整えることや疲労回復がポイント。抗ストレス作用のある栄養素を摂り、ストレスに負けない体を。

乳酸菌
腸内環境を
整えて
吸収を助ける！

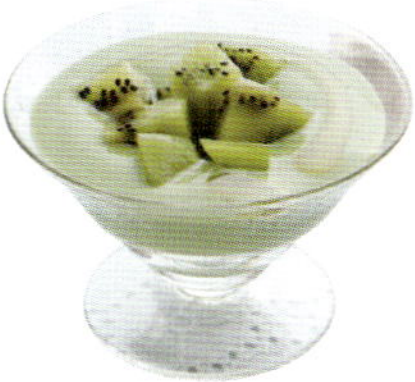

【お役立ちな栄養素・食材】

ビタミンC：抗ストレスホルモンとよばれる「コルチゾール」の生成に必須（カリフラワー、枝豆など）／GABA：抗ストレス作用があり、気持ちを落ち着かせリラックスさせる効果が期待できる（えのき、みそなど）／テアニン：自律神経を整えるなどリラックス効果が高い、アミノ酸の一種（抹茶など）

⑥ 血糖値の上昇を抑え、健康的にダイエット！

血糖値の上昇を抑え、高タンパク・低脂肪の食事で代謝を上げながら、不足しがちな栄養素を補う。健康的に、しっかり痩せるオススメレシピです。

不溶性食物繊維
腸のぜん動運動を
活発化！
腸内環境を
整える！

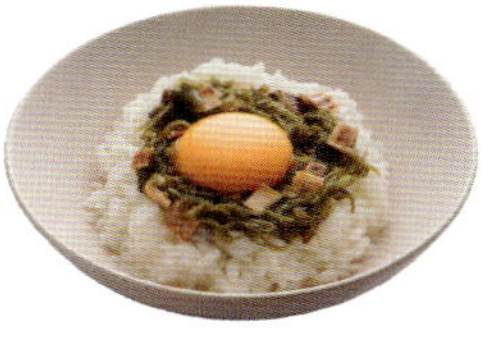

【お役立ちな栄養素・食材】

大豆タンパク質：満腹感を得られるβ-コングリシニンが含まれている（おからなど）／食物繊維：血糖値の上昇と脂肪の吸収を抑える（めかぶ、えのきだけなど）

レシピの見方

料理名
亜鉛が多く含まれている食材を料理名に入れています。

材料
材料は特別な記述のないものは1人分です。(みそ汁のみ2人分)
単位は1カップ＝200mℓ、大さじ1＝15mℓ、小さじ1＝5mℓを基準にしています。
卵はMサイズ（58～64g）を基準にしています。

作り方
電子レンジのワット数と時間は各レシピに記載。ただし、機種により加熱具合が異なるので、様子を見て使用してください。
フライパンは、フッ素加工のものを使用しています。
火加減は、特に指定のない場合は、中火で調理しています。
野菜類は、特に指定のない場合は、洗う・皮むきなど作業を済ませてからの手順を説明しています。

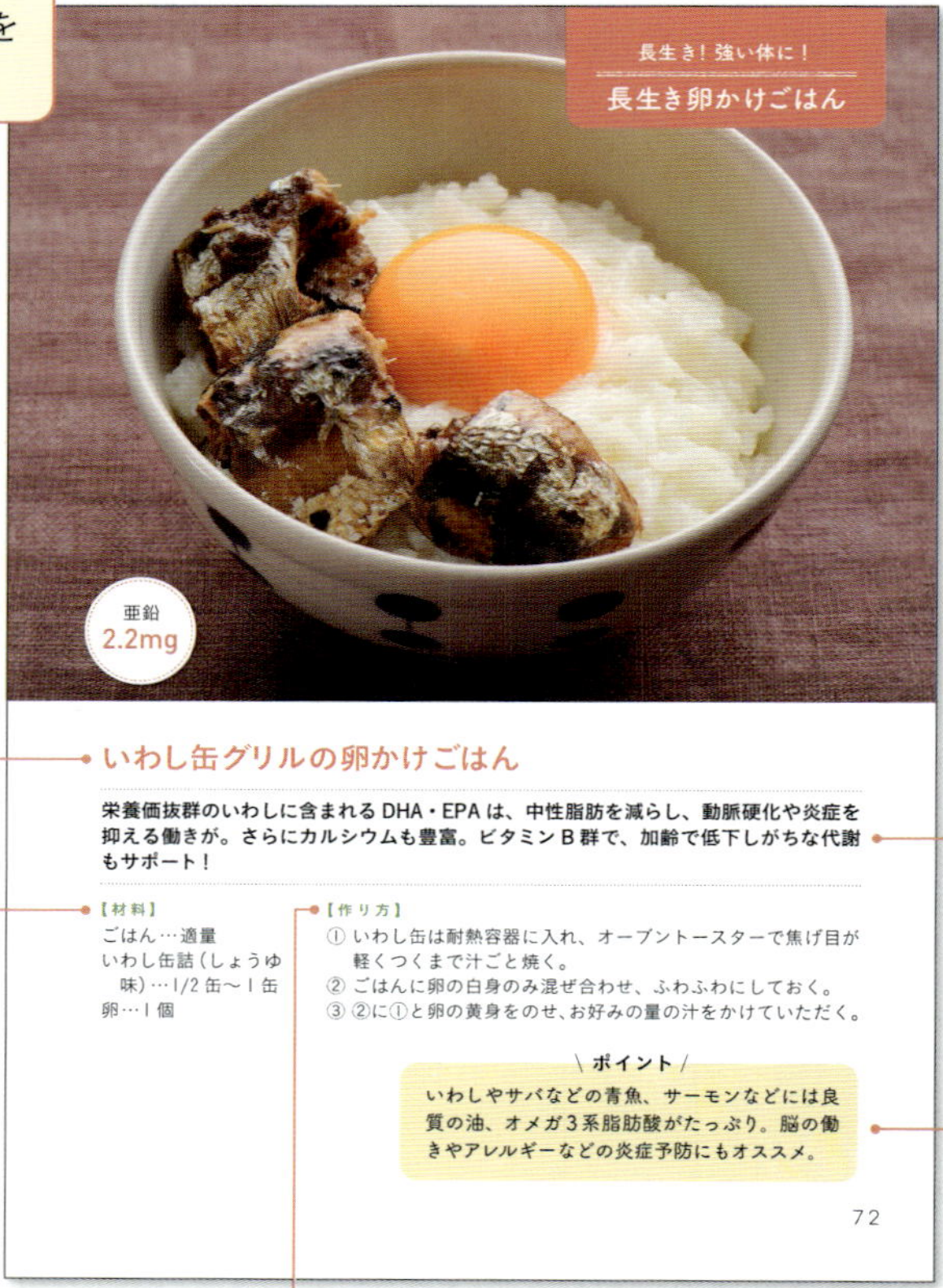
長生き！強い体に！
長生き卵かけごはん

亜鉛
2.2mg

いわし缶グリルの卵かけごはん

栄養価抜群のいわしに含まれるDHA・EPAは、中性脂肪を減らし、動脈硬化や炎症を抑える働きが。さらにカルシウムも豊富。ビタミンB群で、加齢で低下しがちな代謝もサポート！

【材料】
ごはん…適量
いわし缶詰（しょうゆ味）…1/2缶～1缶
卵…1個

【作り方】
① いわし缶は耐熱容器に入れ、オーブントースターで焦げ目が軽くつくまで汁ごと焼く。
② ごはんに卵の白身のみ混ぜ合わせ、ふわふわにしておく。
③ ②に①と卵の黄身をのせ、お好みの量の汁をかけていただく。

＼ポイント／
いわしやサバなどの青魚、サーモンなどには良質の油、オメガ3系脂肪酸がたっぷり。脳の働きやアレルギーなどの炎症予防にもオススメ。

72

料理、栄養素のポイントなど
管理栄養士の岸村康代が亜鉛チャージレシピのポイントをまとめています。

基本事項
亜鉛の量は、使用する食材や油などによって多少数値の変動があります。

亜鉛チャージレシピ

1

亜鉛＋抗酸化力で長生き！強い体に！

抗酸化力アップ！骨を強くし、血管を丈夫に！

全身の細胞を活性化させる亜鉛に加えて、
抗酸化力のあるポリフェノールや
炎症を抑える働きのあるオメガ3系脂肪酸、
骨を強くするカルシウムやビタミンDで
体の老化を防ぐ長生きレシピ！

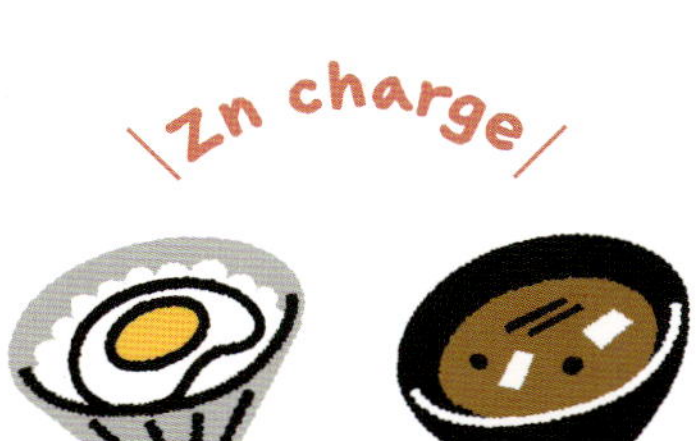

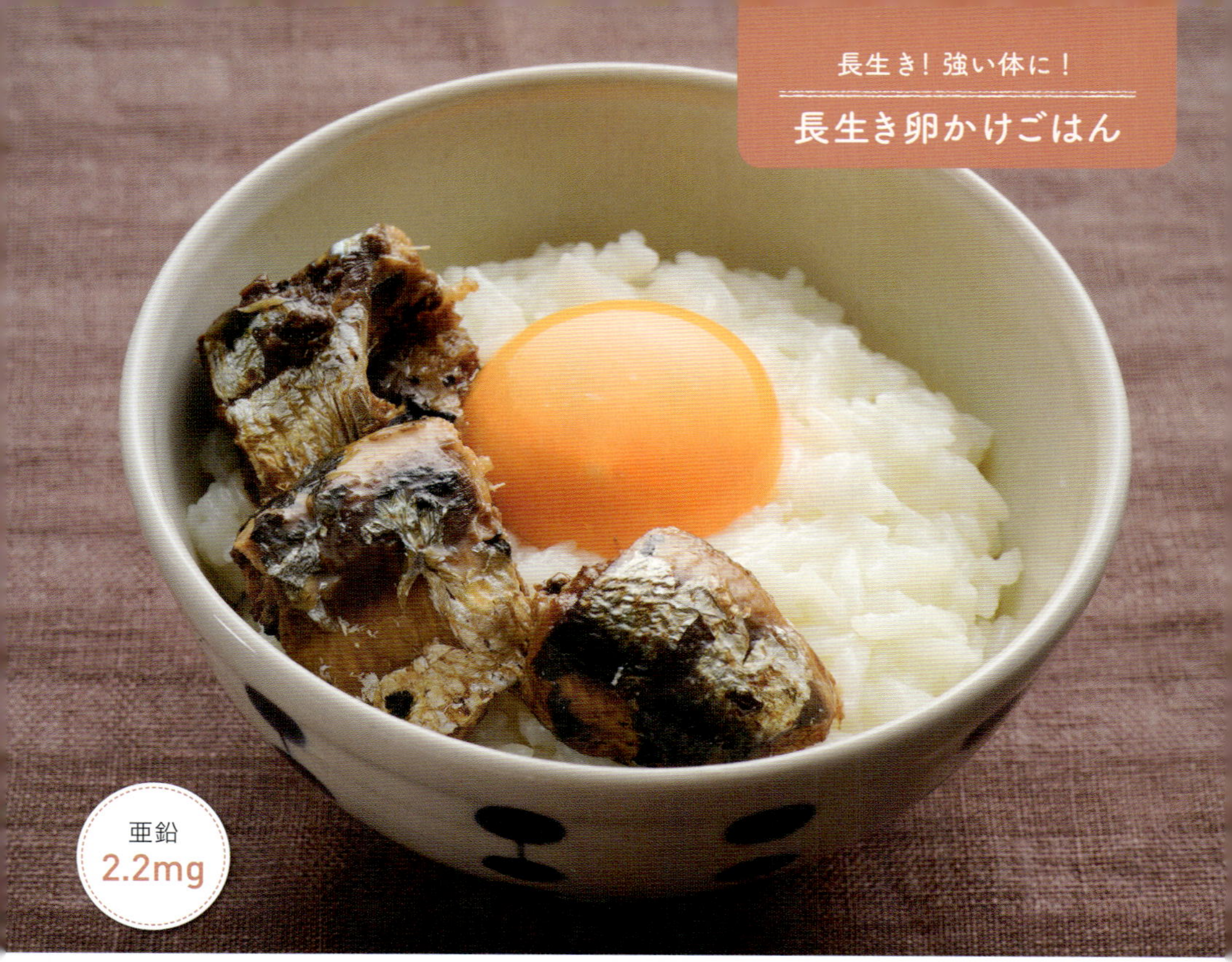

いわし缶グリルの卵かけごはん

栄養価抜群のいわしに含まれるDHA・EPAは、中性脂肪を減らし、動脈硬化や炎症を抑える働きが。さらにカルシウムも豊富。ビタミンB群で、加齢で低下しがちな代謝もサポート！

【材料】
ごはん…適量
いわし缶詰（しょうゆ味）…1/2缶〜1缶
卵…1個

【作り方】
① いわし缶は耐熱容器に入れ、オーブントースターで焦げ目が軽くつくまで汁ごと焼く。
② ごはんに卵の白身のみ混ぜ合わせ、ふわふわにしておく。
③ ②に①と卵の黄身をのせ、お好みの量の汁をかけていただく。

＼ポイント／
いわしやサバなどの青魚、サーモンなどには良質の油、オメガ3系脂肪酸がたっぷり。脳の働きやアレルギーなどの炎症予防にもオススメ。

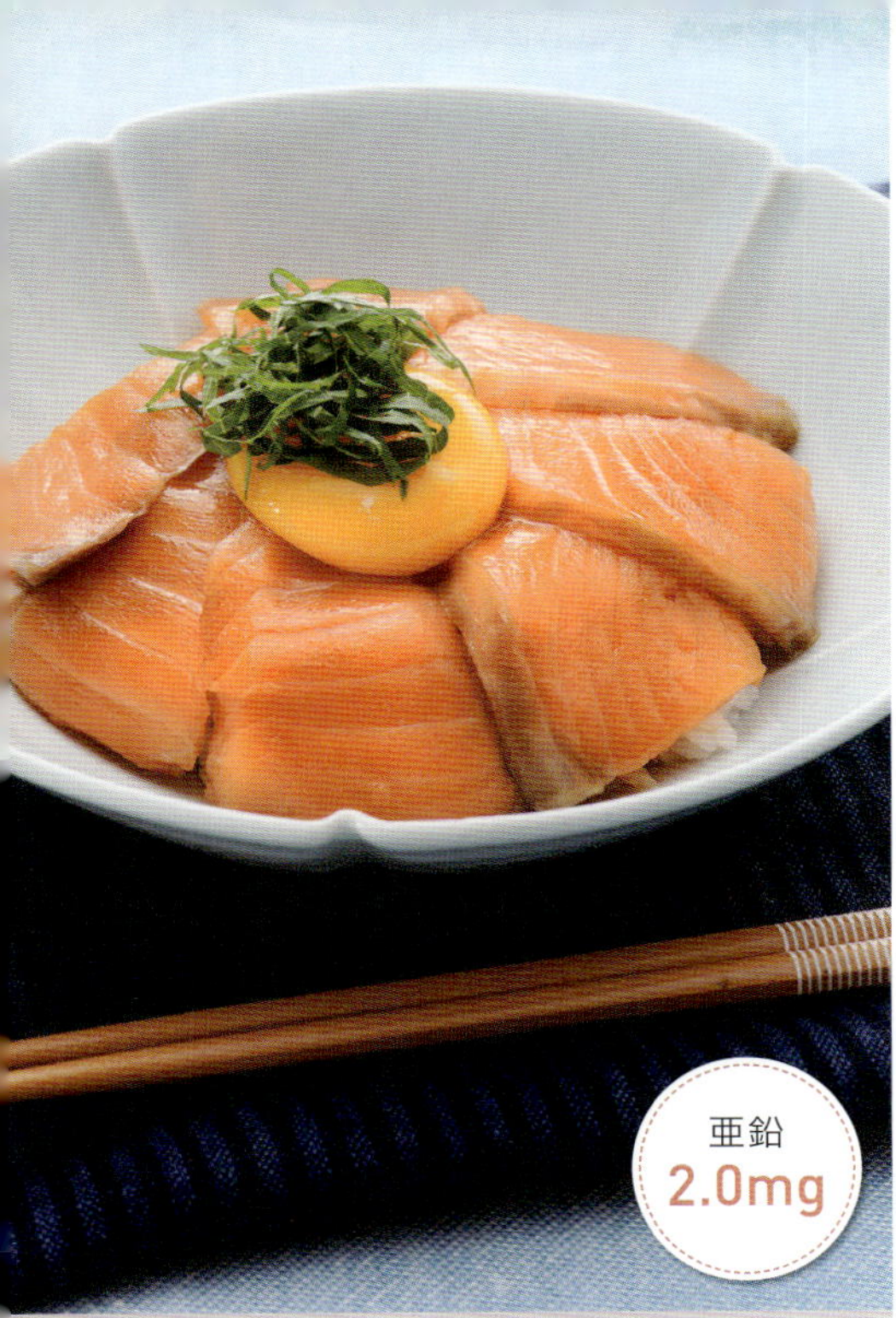

サーモンの卵かけ海鮮丼

サーモンの赤色はアスタキサンチンという色素で、ビタミンCの6000倍の抗酸化作用があるという報告も。細胞の老化を防ぎます。DHA・EPA、ビタミンB群も豊富。

【材料】

ごはん…適量
刺身用サーモン…1パック
卵の黄身…1個分　＊白身は使用しない
A［しょうゆ…小さじ2
　 みりん…小さじ1（〜2）
大葉（千切り）…お好み

【作り方】

① Aを混ぜ合わせ、サーモンをさっとくぐらせて即席漬け風にする。
② ごはんに①と卵の黄身、お好みで大葉をのせていただく。

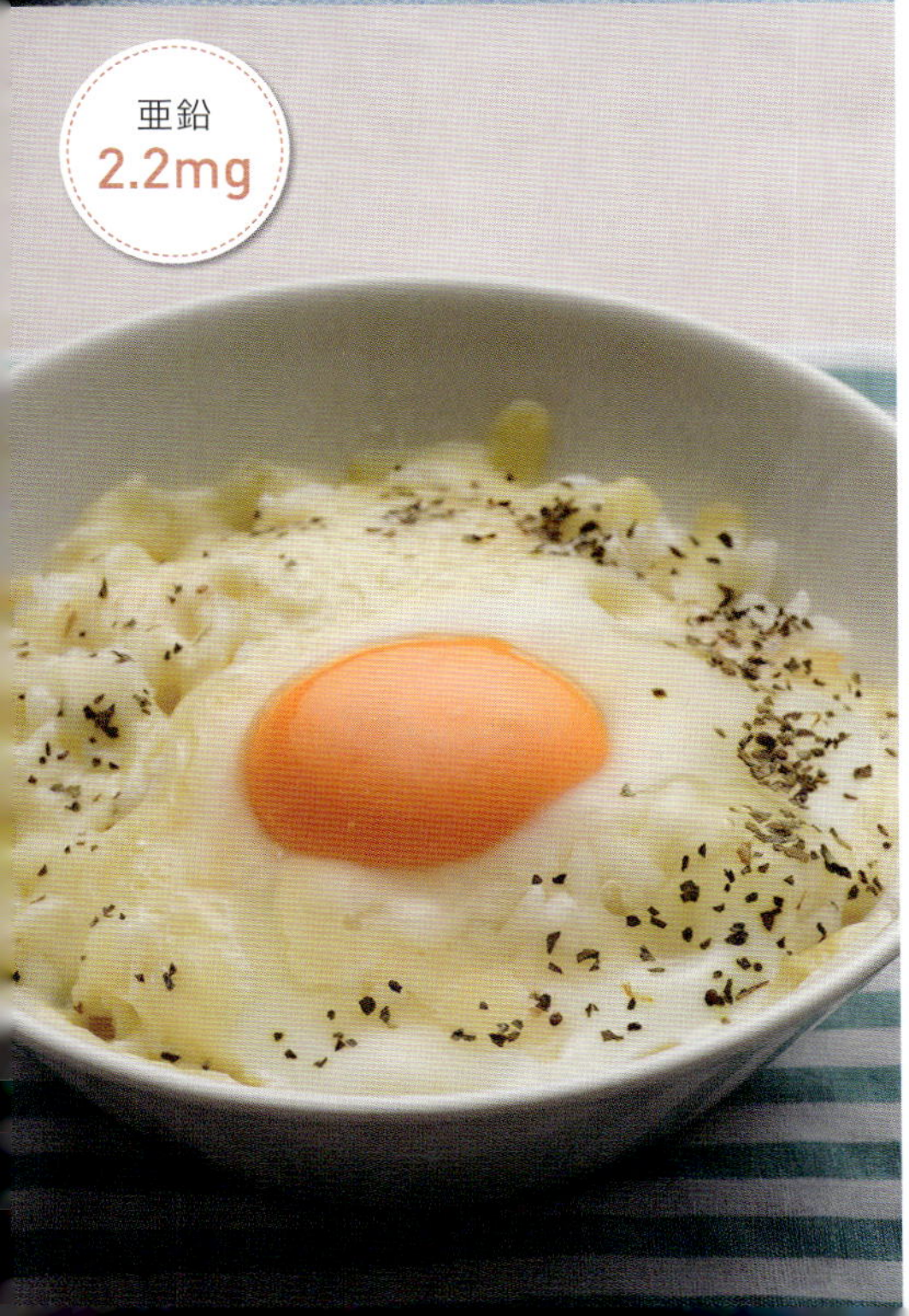

バジルとチーズの卵かけごはん

さまざまなミネラルを含み、抗酸化力を持つバジル。不足しがちな亜鉛のほか、カルシウム、アミノ酸が豊富なチーズが、骨の再生・成長を助けます。

【材料】

ごはん…適量
バジル（乾）…少々
ピザ用チーズ（または、溶けるタイプのスライスチーズ）…適量（1枚分くらい）
卵…1個
しょうゆ…お好み

【作り方】

① ごはんに卵の白身のみ混ぜ合わせてふわふわにしておく。
② ①にチーズと卵の黄身をのせ、バジルをふりかける。黄身に楊枝などで穴を1か所あけておく。
③ 600wの電子レンジで1分〜1分10秒ほど、卵が半熟になるまで加熱する。
④ お好みで、しょうゆをかけていただく。

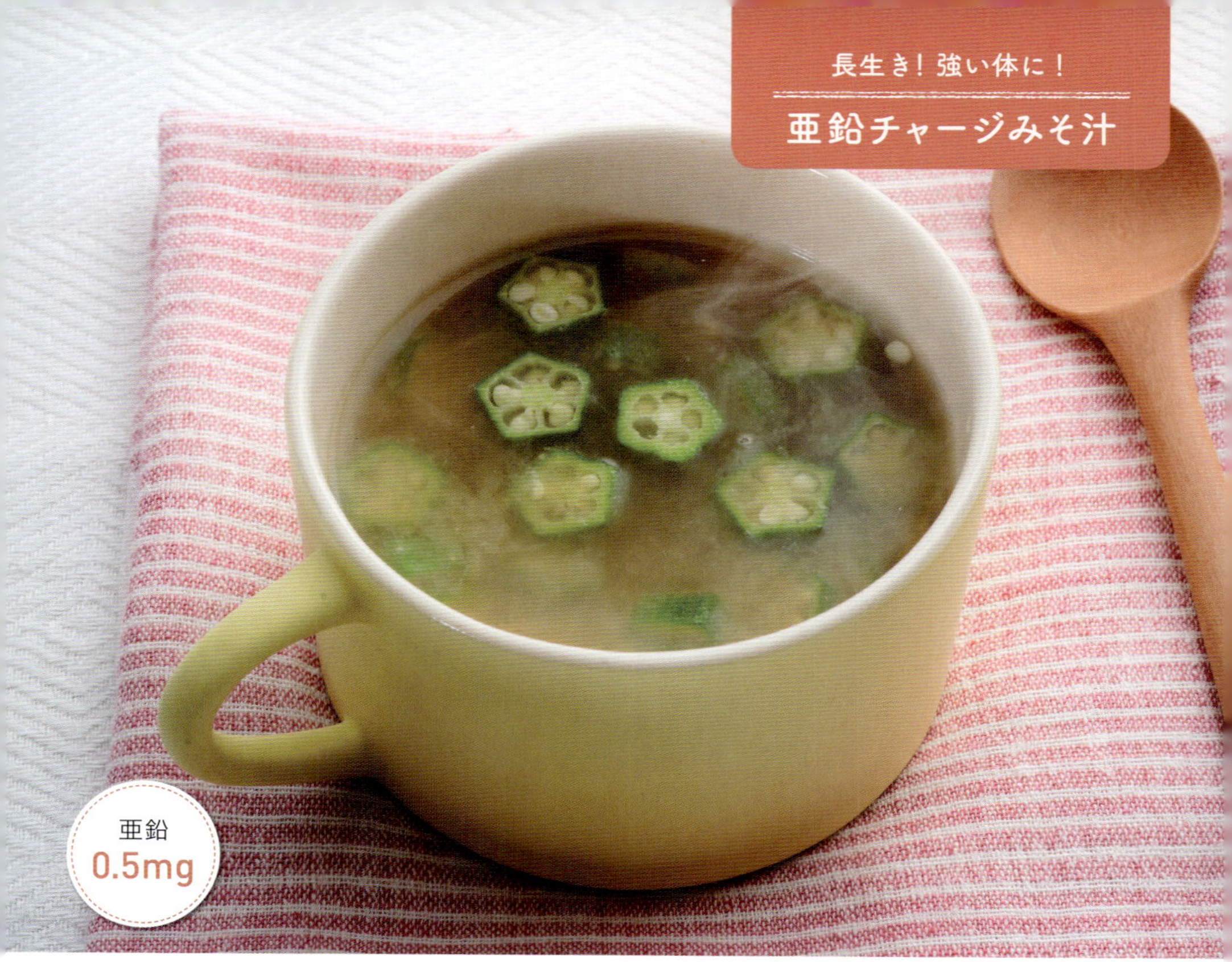

亜鉛
0.5mg

すりおろし玉ねぎとオクラのみそ汁

玉ねぎは腸内環境を整えるオリゴ糖や抗酸化力のあるケルセチンを含み、腸や血管をサポート。オクラに含まれる水溶性食物繊維は血糖値の上昇を抑える効果も。

【材料】
玉ねぎ…1/2個
オクラ…4～5本（冷凍のカットしたものでも可）
A［水…400mℓ
　煮干し粉…小さじ2
酒…大さじ1
みそ…大さじ1強

【作り方】
① 玉ねぎはすりおろし、オクラは小口切りにする。
② 鍋にAを入れて煮立たせ、玉ねぎを入れて、アクを取りながら煮る。
③ オクラと酒を加え、さっと火を通したら、みそを溶き入れる。

＼ポイント／
食物繊維は腸内で発酵することで善玉菌が棲《す》みやすい環境をつくり、強い体をつくります。

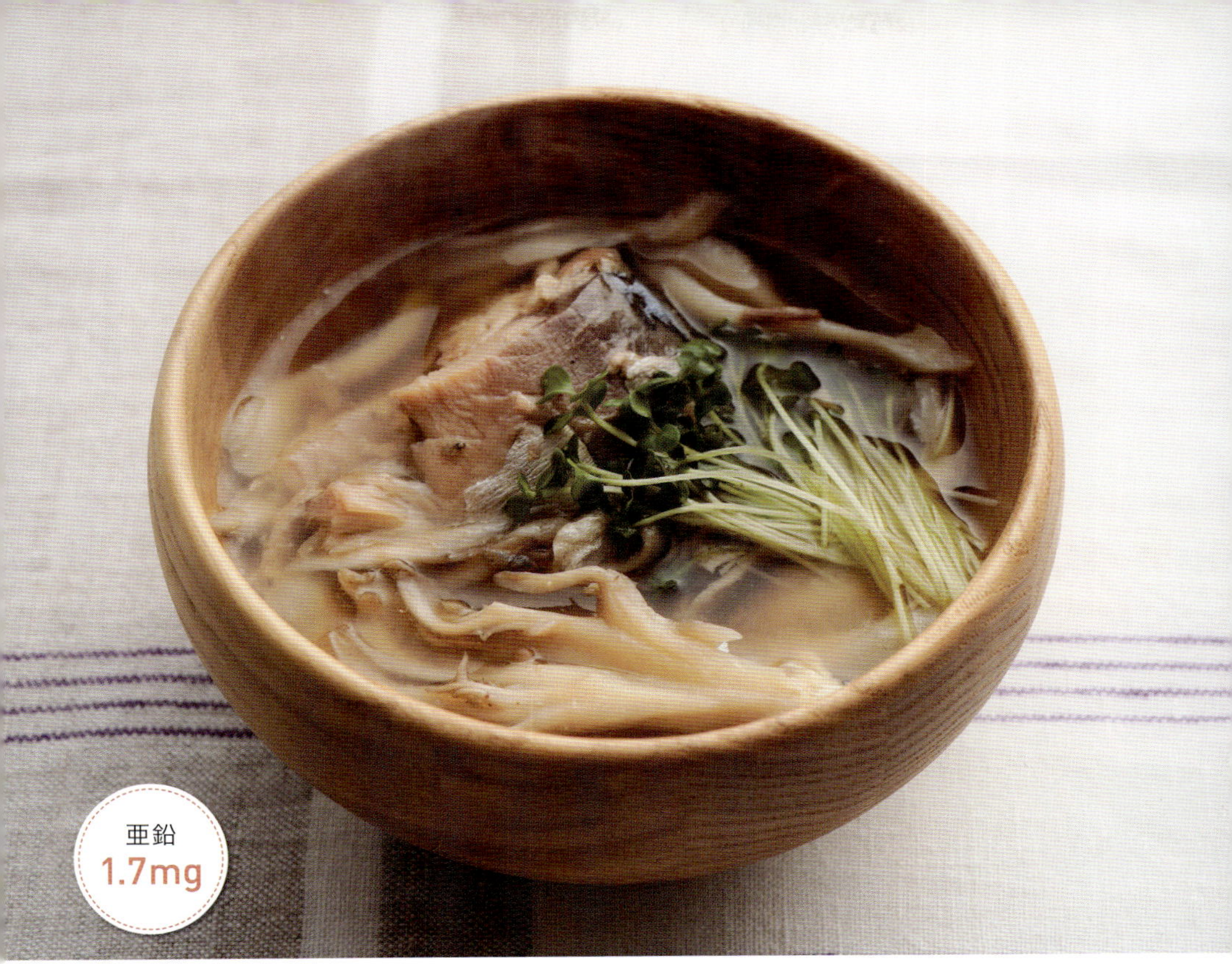

サバ缶とまいたけのみそ汁

中性脂肪を抑えるDHA・EPAが豊富なサバ。さらに、魚ときのこにしか含まれないビタミンDがカルシウムの吸収を助け、骨や歯の健康を保ちます。

【材料】

サバ缶（水煮）…1/2～1缶
まいたけ…1/2パック
A［水…300mℓ
　 煮干し粉…小さじ2
酒…大さじ1
みそ…大さじ1
ブロッコリースプラウト…適量

【作り方】

① まいたけは一口大にほぐす。
② 鍋にAを入れて煮立たせ、①を加えて煮て、アクを取り、酒を加える。
③ サバ缶を汁（約100mℓ）ごと加え、みそを溶き入れ、器に盛り付けてブロッコリースプラウトを添える。

＼ポイント／

ブロッコリースプラウトに含まれるスルフォラファンにも強い抗酸化作用があります。

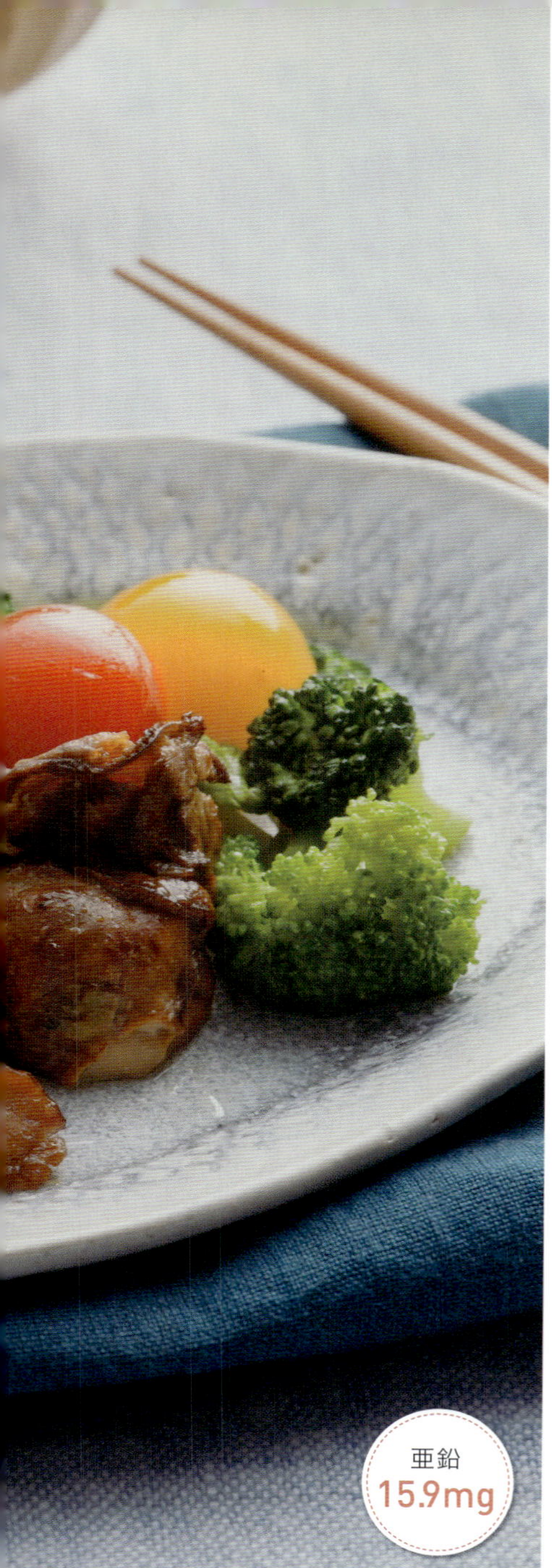
亜鉛
15.9mg

長生き！強い体に！
メインディッシュ

燻製牡蠣とブロッコリーのガーリック炒め

燻製《くんせい》牡蠣《かき》で亜鉛を大量チャージし、体の機能を活性化。ブロッコリーには抗酸化成分のビタミンCが豊富。味付けは缶詰のオイルに、塩、こしょうを軽くふるだけで十分おいしくいただけます。

【材料】

牡蠣の燻製オイル漬け（缶詰）…1缶
ブロッコリー…1/2株
ミニトマト（赤、黄）…各3個
にんにく…1カケ
塩、こしょう…お好み

【作り方】

① にんにくはみじん切りにする。ブロッコリーは小房に分け、塩をふり電子レンジで2分ほど加熱する。
② フライパンに牡蠣のオイル漬けのオイルを入れ、①のにんにくを弱火で炒め、香りが出たらブロッコリーとミニトマトを加える。牡蠣を加え、お好みで塩、こしょうで味付けをする。

＼ポイント／

トマトに含まれるリコピンや、ブロッコリーに含まれるビタミンCには抗酸化作用が。肌の老化を抑えたり、病気の予防にも強い味方です。

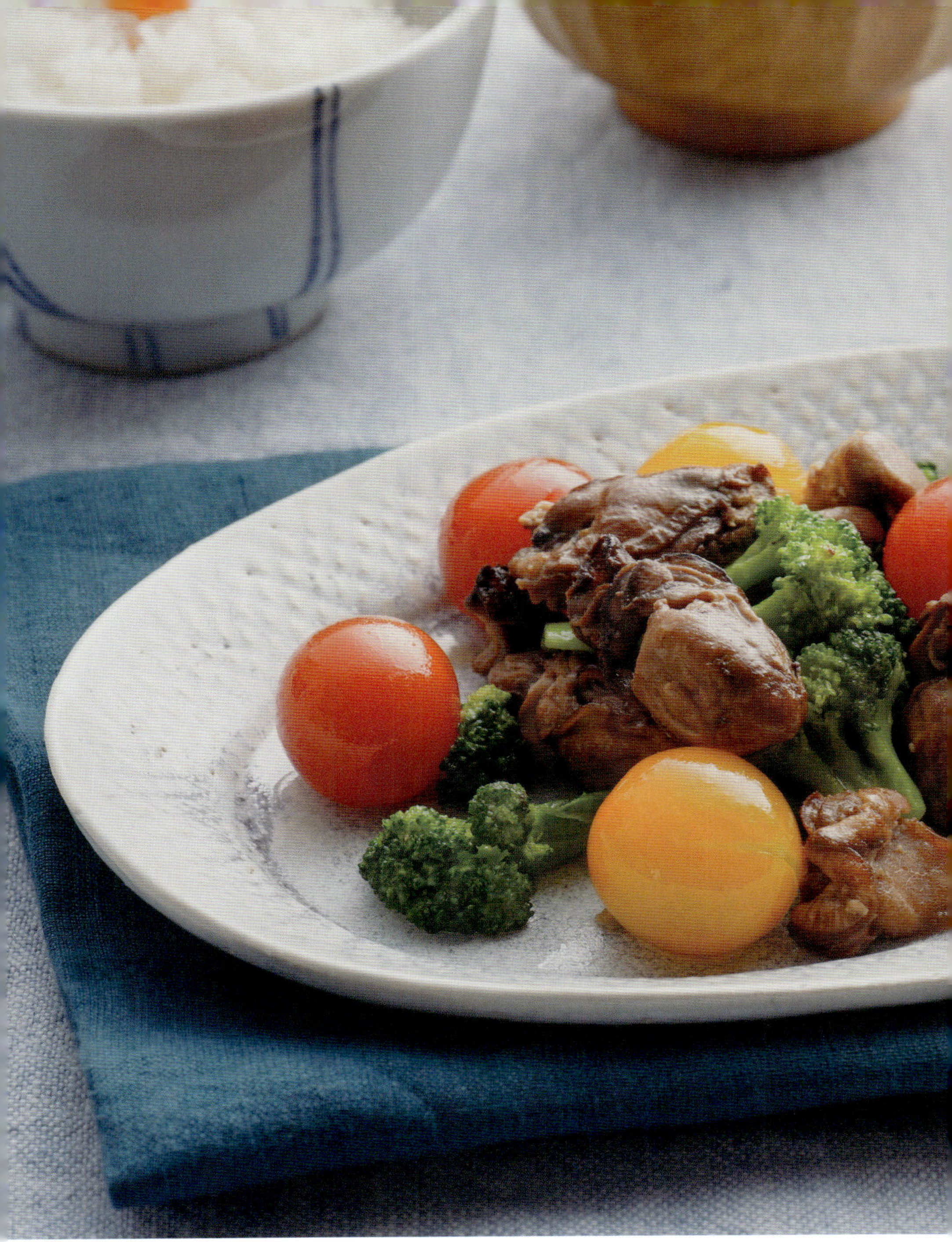

長生き！強い体に！

ストレス軽減小鉢

さっぱり煮干し

煮干しには亜鉛のほか鉄やカルシウムなどのミネラルも多く含まれ、女性や妊娠中の人にもオススメ。温めることでお酢の角が取れ、さっぱりしたクセになる味に。

【材料】

煮干し…30g
酢…大さじ1
A［しょうゆ…少々
　 めんつゆ…少々
白ごま…適量

【作り方】

① 大きめの耐熱容器に酢を入れ、600wの電子レンジに30秒ほどかける。
② ①にAを混ぜ合わせ、温かいうちに煮干しにかける。
③ ごまを指でひねりながらふる。

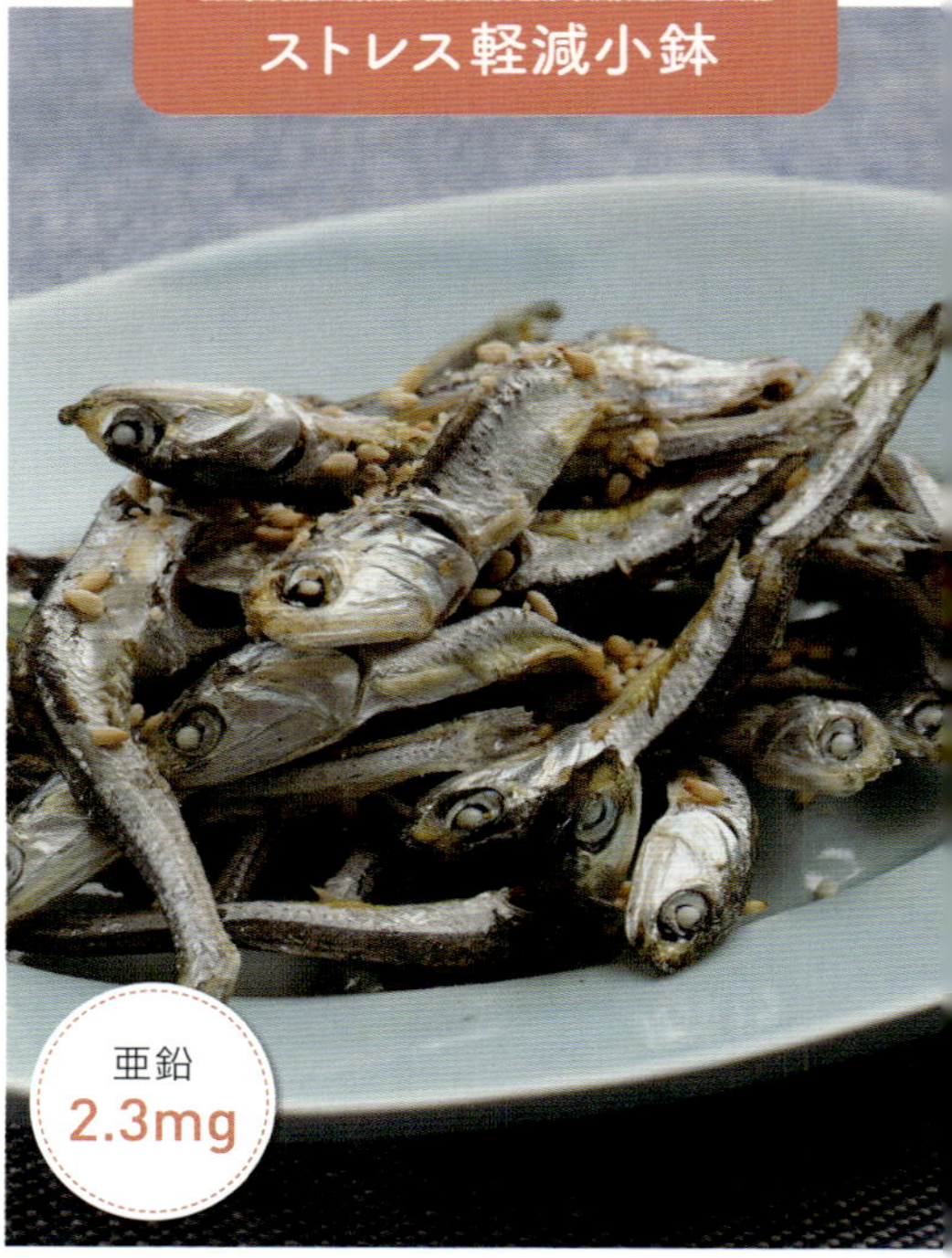

長生き！強い体に！

亜鉛チャージヨーグルト

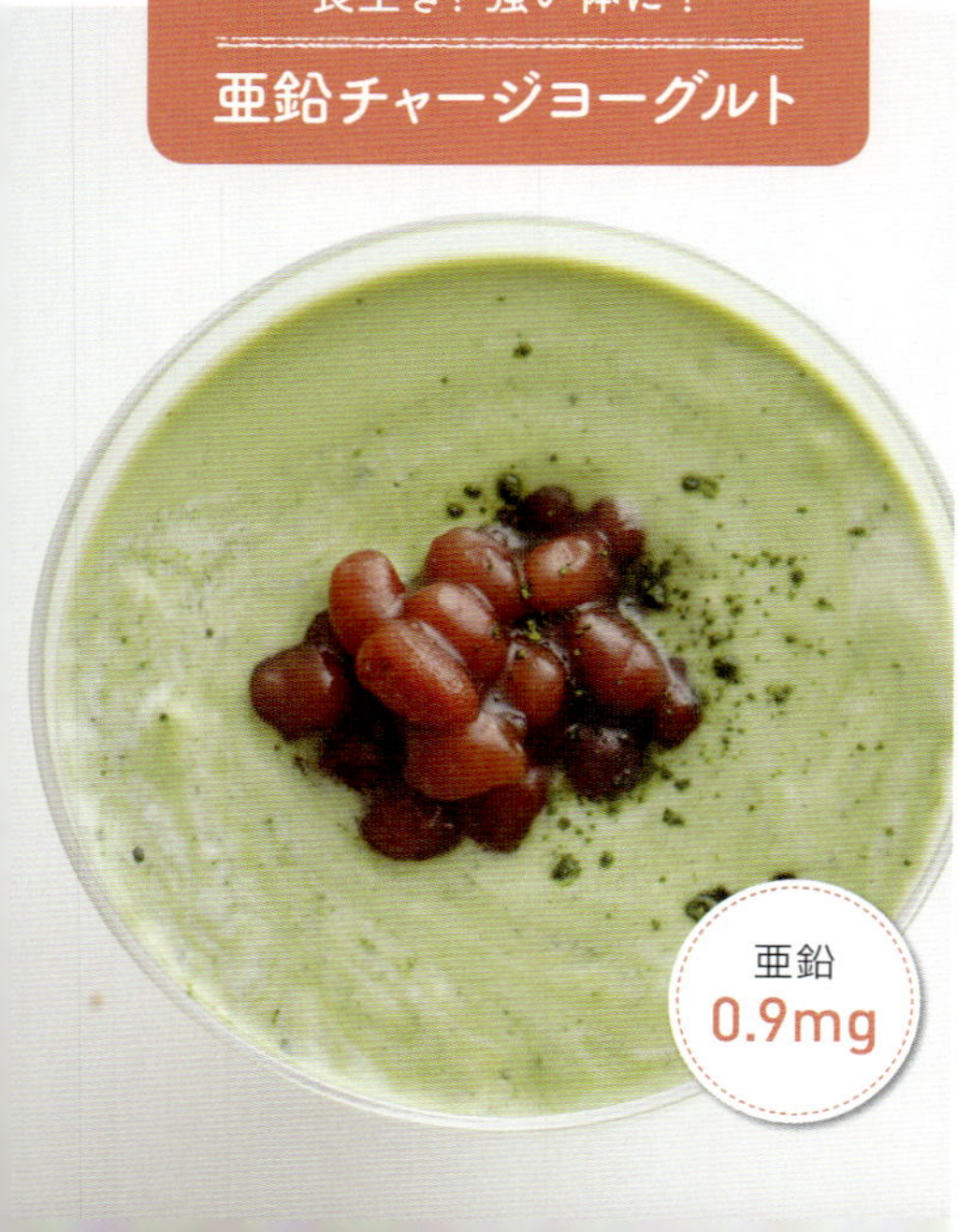

抹茶あずきヨーグルト

あずきに含まれるアントシアニンやサポニン、抹茶に含まれるカテキンには抗酸化作用があり、病気や老化の予防にもオススメ。あずきの甘さでおいしくいただけます。

【材料】

ヨーグルト…100g
抹茶…小さじ1
あずき缶…50g

【作り方】

① ヨーグルトと抹茶を混ぜる。あずきを加え、混ぜながらいただく。

亜鉛チャージレシピ

2

代謝アップ！ホルモンバランスを整える！

脂質の代謝を促進！必須アミノ酸、食物繊維、抗酸化成分、女性に嬉しい大豆イソフラボンも！

細胞の活性化や糖質の代謝、
ホルモンの合成にも欠かせない亜鉛に加え、
大豆イソフラボン、ビタミンB群やビタミンEで、
若々しい体を！
更年期障害の予防や緩和、血流の改善にも！

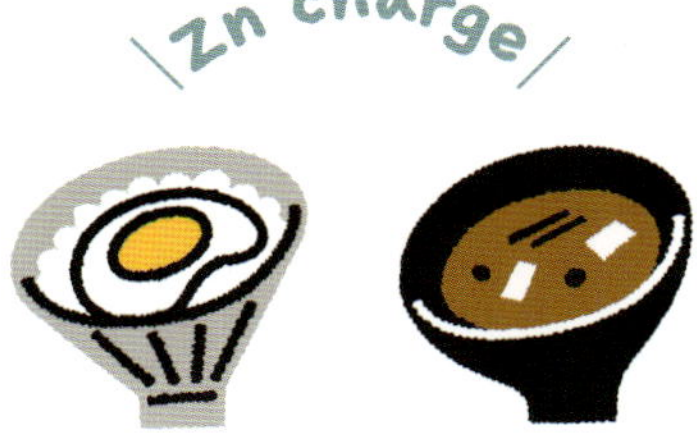

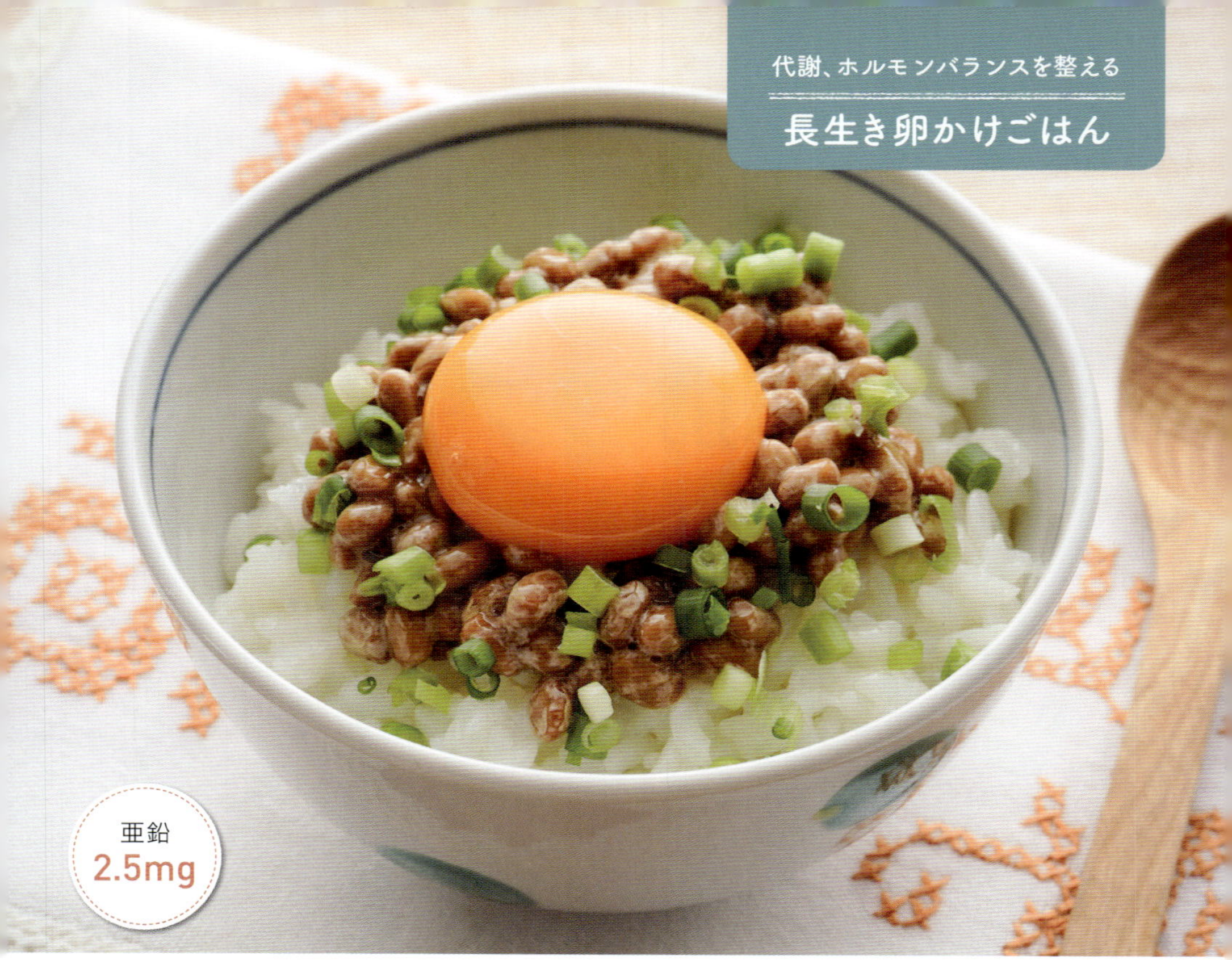
代謝、ホルモンバランスを整える
長生き卵かけごはん
亜鉛
2.5mg

納豆とネギの卵かけごはん

発酵食品の納豆と栄養豊富な卵で、植物性タンパク質と動物性タンパク質がバランスよく摂れる組み合わせ。ナットウキナーゼには血栓を予防し、血液をサラサラにする効果も。

【材料】

ごはん…適量
納豆…1パック
卵…1個
小ネギ…適量

【作り方】

① 納豆は付属のタレとからしを混ぜ合わせる。
② ごはんに卵の白身のみ混ぜ合わせ、ふわふわにして①をのせる。
③ ②の上に卵の黄身をのせ、小ネギを散らす。

＼ポイント／

大豆に含まれるイソフラボンは女性ホルモン（エストロゲン）に似た作用を持つ、女性に嬉しい栄養素。更年期障害の予防にも◎

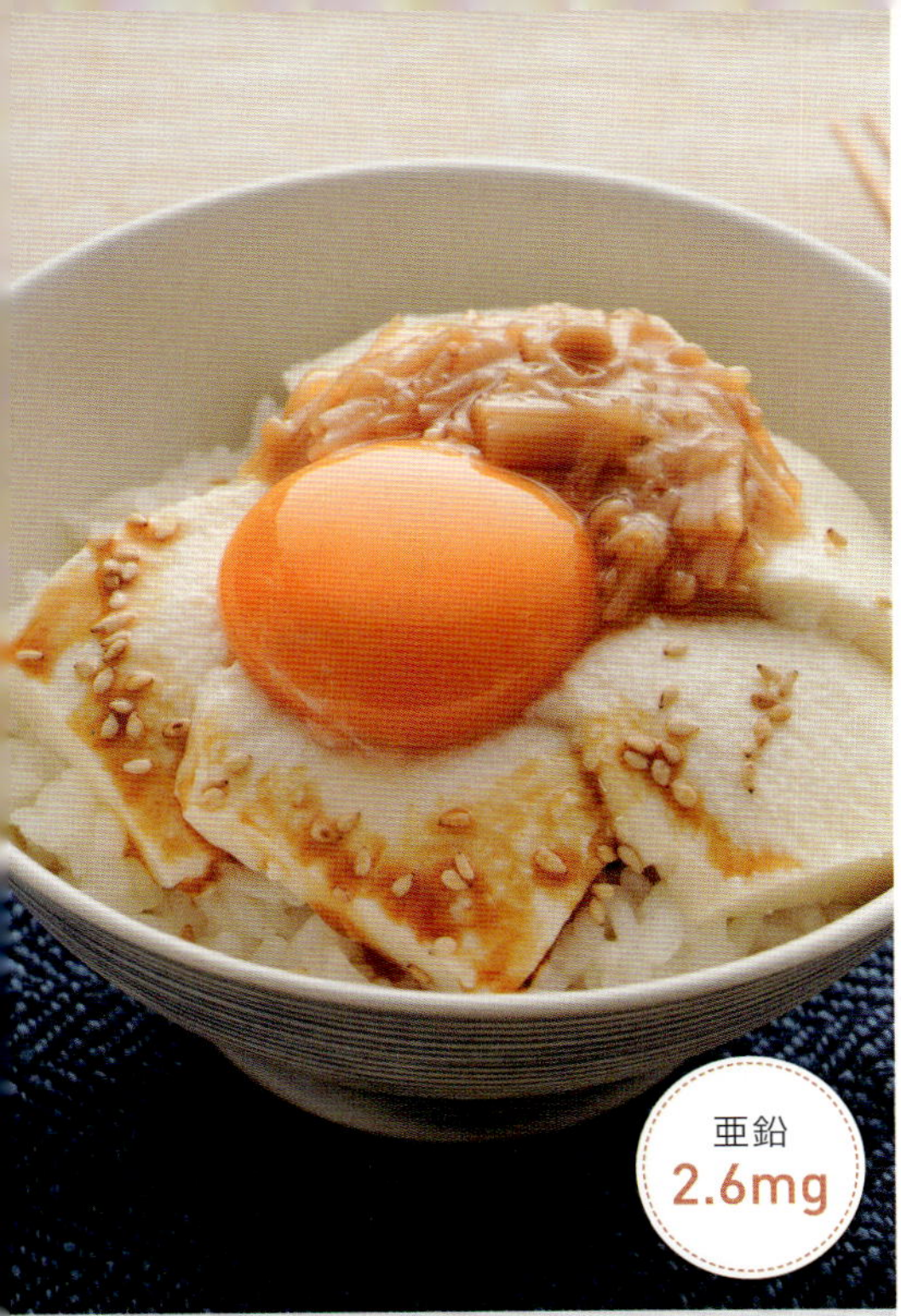

なめたけ豆腐の卵かけごはん

なめたけや豆腐、卵に含まれるビタミンB群で代謝をサポート。なめたけはえのきだけを電子レンジで加熱し、めんつゆと混ぜ合わせると簡単に手作りできます。

【材料】

ごはん…適量
なめたけ…適量
白ごま…適量
豆腐…1/2パック
卵…1個
しょうゆ…お好み

【作り方】

① ごはんに卵の白身のみ混ぜ合わせ、ふわふわにしておく。
② ①に豆腐となめたけをのせ、中央に黄身をのせる。最後に白ごまをふり、お好みでしょうゆをかける。

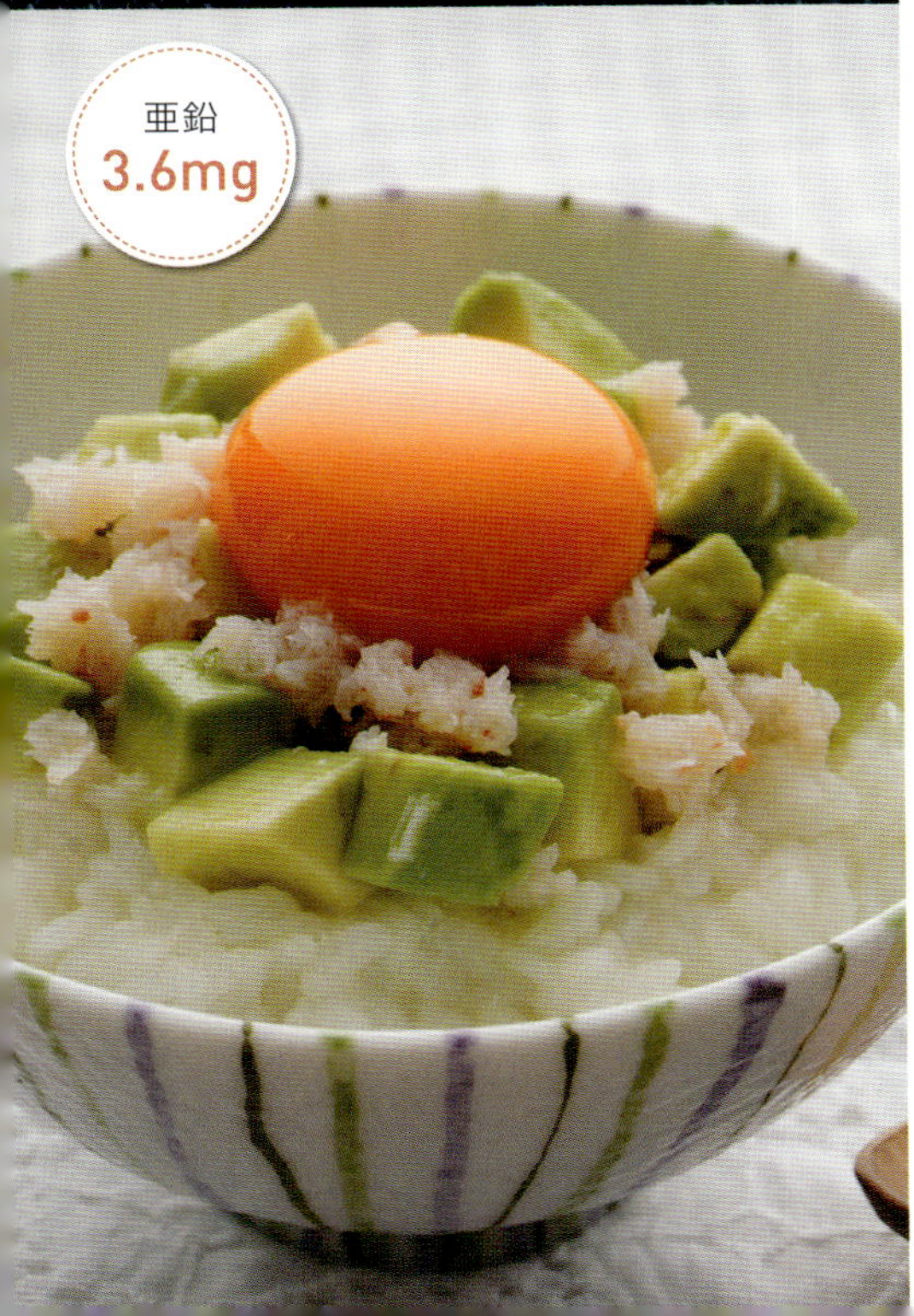

アボカドとカニの卵かけごはん

アボカドは脂質の代謝を促進するビタミンB_2やビタミンEが豊富。細胞の老化を防ぎます。カニに豊富に含まれる亜鉛との相乗効果で、細胞の代謝や若返りをサポート。

【材料】

ごはん…適量
カニ缶…1/2缶
黒こしょう…お好み
アボカド…1/2個
卵…1個

【作り方】

① ごはんに卵の白身のみ混ぜ合わせ、ふわふわにしておく。
② アボカドは半分に切り、種と皮を取り除いて角切りにして①の上にのせる（スプーンで適当な大きさにすくいながら、ごはんにのせてもOK）。カニをその上にのせ、汁もかける。
③ 黄身を上にのせ、お好みで黒こしょうをふっていただく。

代謝、ホルモンバランスを整える
亜鉛チャージみそ汁

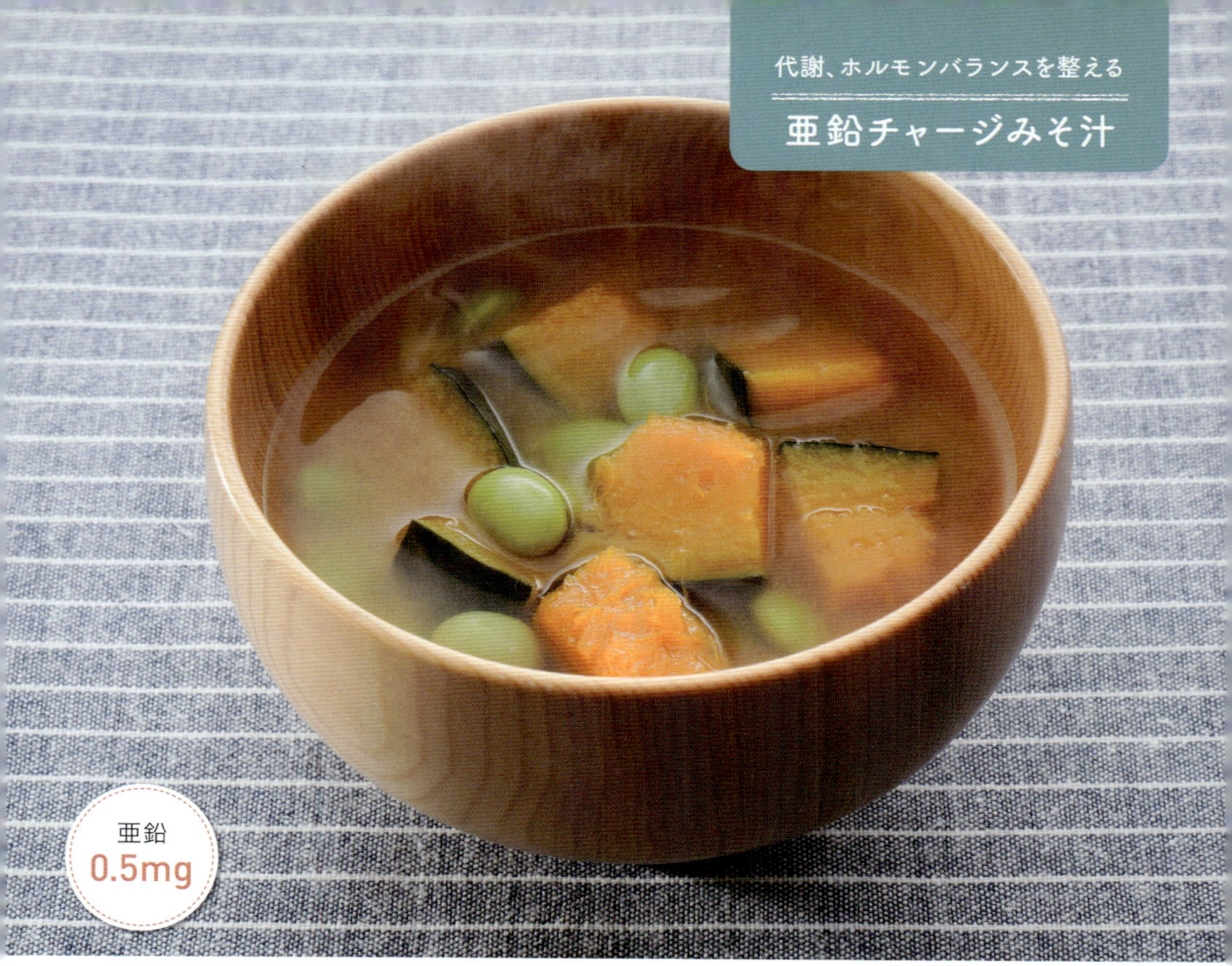
亜鉛
0.5mg

かぼちゃと枝豆のみそ汁

かぼちゃと枝豆に豊富な食物繊維＆発酵食品の相乗効果で腸内環境を整え、便秘対策にもオススメ。枝豆に豊富なビタミンB群が糖質の代謝を助けてくれます。

【材料】

かぼちゃ…60g程度
枝豆（冷凍・解凍して、さやから出したもの）…10〜20粒
A［水…400mℓ
　 煮干し粉…小さじ2
酒…大さじ1
味噌…大さじ1強

【作り方】

① かぼちゃは小さめの一口大に切り、耐熱容器に入れてラップをし、電子レンジで2分ほど加熱する。
② 鍋にAを入れて煮立たせ、アクを取り、酒を加える。
③ ②に①と枝豆を加え、味噌を溶き入れる。

＼ポイント／

かぼちゃは電子レンジで加熱すると時短に。時間がある場合は、そのまま火にかけても。

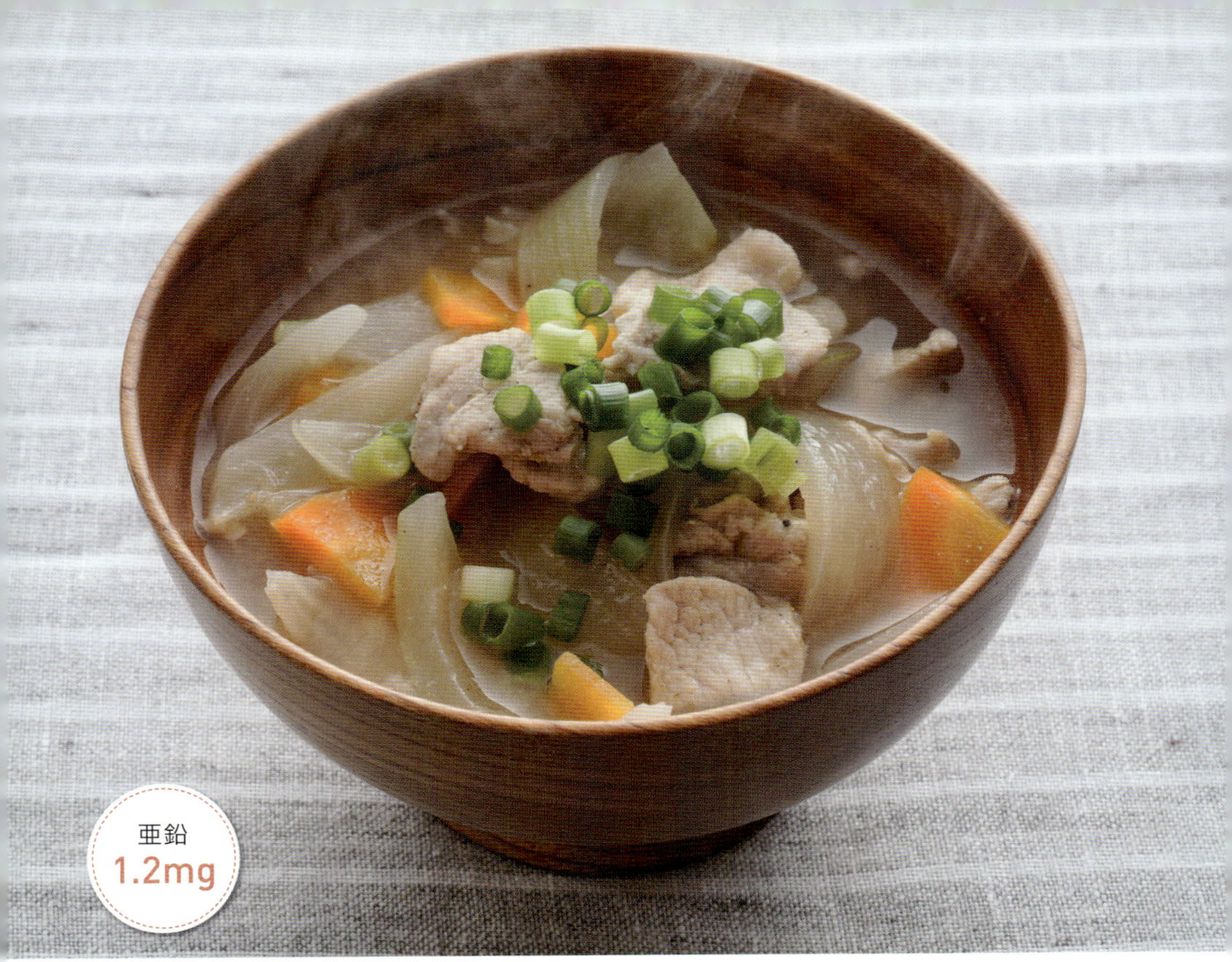

野菜たっぷり具だくさんみそ汁

ビタミンB群が豊富な豚肉が代謝を促進。にんじんのβ-カロテン、玉ねぎのケルセチンには高い抗酸化力があります。お好みで冷蔵庫の残り野菜を入れても。

【材料】

にんじん…1/4本
玉ねぎ…1個
豚肉…60g
小ネギ（小口切り）…適量
A［水…400mℓ
　 煮干し粉…小さじ2
酒…大さじ1
味噌…大さじ1強

【作り方】

① にんじんはいちょう切りにし、玉ねぎは薄切り、または、くし形切りに。豚肉は一口大に切っておく。
② 鍋にAと①を入れて煮立たせ、アクを取り、酒を加える。
③ 味噌を溶き入れ、小口切りにした小ネギを添える。

＼ポイント／

豚肉はビタミンB群のほか、亜鉛、鉄、カリウムなどの必須ミネラルが豊富です。

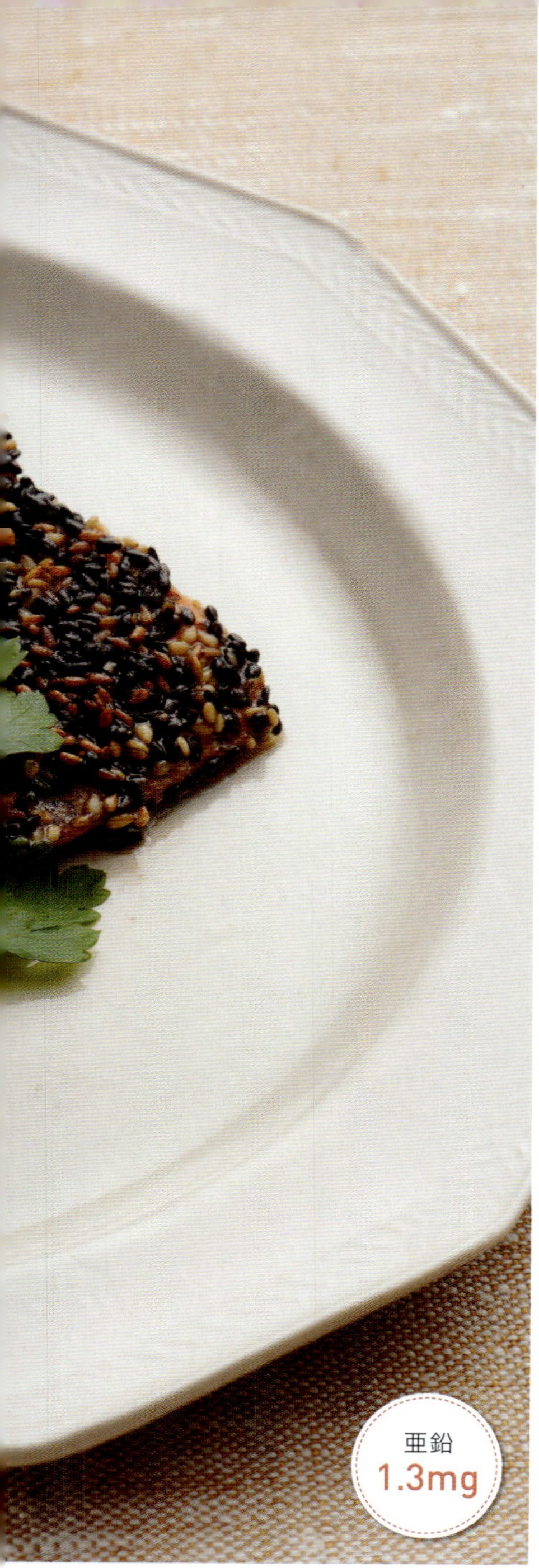

鮭のごま焼き

鮭はタンパク質の代謝に必要なビタミンB_6が豊富。また、鮭に含まれるオメガ3系脂肪酸には抗炎症効果が。ごまは亜鉛のほか、代謝に関わるビタミンB群も多く含みます。

【材料】

生鮭（できれば皮なし、刺し身用）…1切れ
しょうゆ…小さじ1
A［しょうゆ…小さじ1
　わさび…少々
黒ごま…適量
白ごま…適量
ごま油…適量
レモン…お好み

【作り方】

① 鮭にしょうゆをもみこみ下味をつける。
② ①にごま（各半量ずつくらいの割合が目安）をまぶしつけ、ごま油を入れたフライパンで両面を焼く。
③ お好みで、Aのわさびじょうゆ、レモン汁をかけていただく。

＼ポイント／

レモンやスダチに含まれるビタミンCとクエン酸は、亜鉛の吸収を高めてくれます。

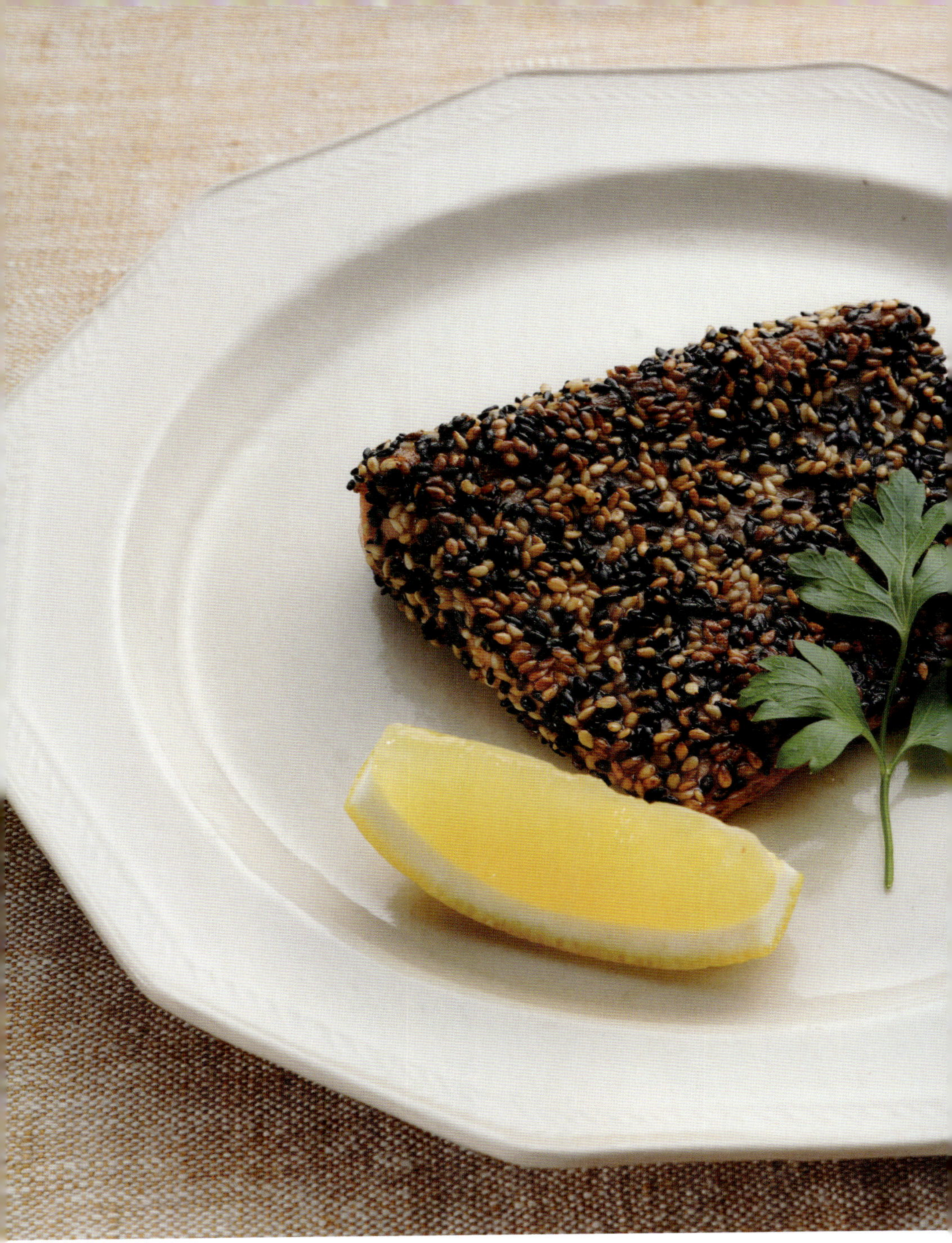

かぼちゃの白和え

かぼちゃは野菜の中でも特にビタミンEが多く、そのほかにもビタミンA、ビタミンCが豊富。塩だけの味付けがかぼちゃの甘さを引き立てます。おからパウダーで腹持ちも。

【材料】

かぼちゃ…200g
塩…小さじ1/4弱
豆腐（絹ごし豆腐）…1パック（175g）
おからパウダー…大さじ1（～2）

【作り方】

① かぼちゃは種を取り除き、小さめの一口大に切る。耐熱ボウルなどに皮を下に並べてラップをし、600wの電子レンジで3分ほど加熱する。
② 豆腐におからパウダーを混ぜておく。
③ ①が温かいうちにヘラで軽くつぶしながら②を混ぜ合わせ、塩で味を整える。

代謝、ホルモンバランスを整える

ストレス軽減小鉢

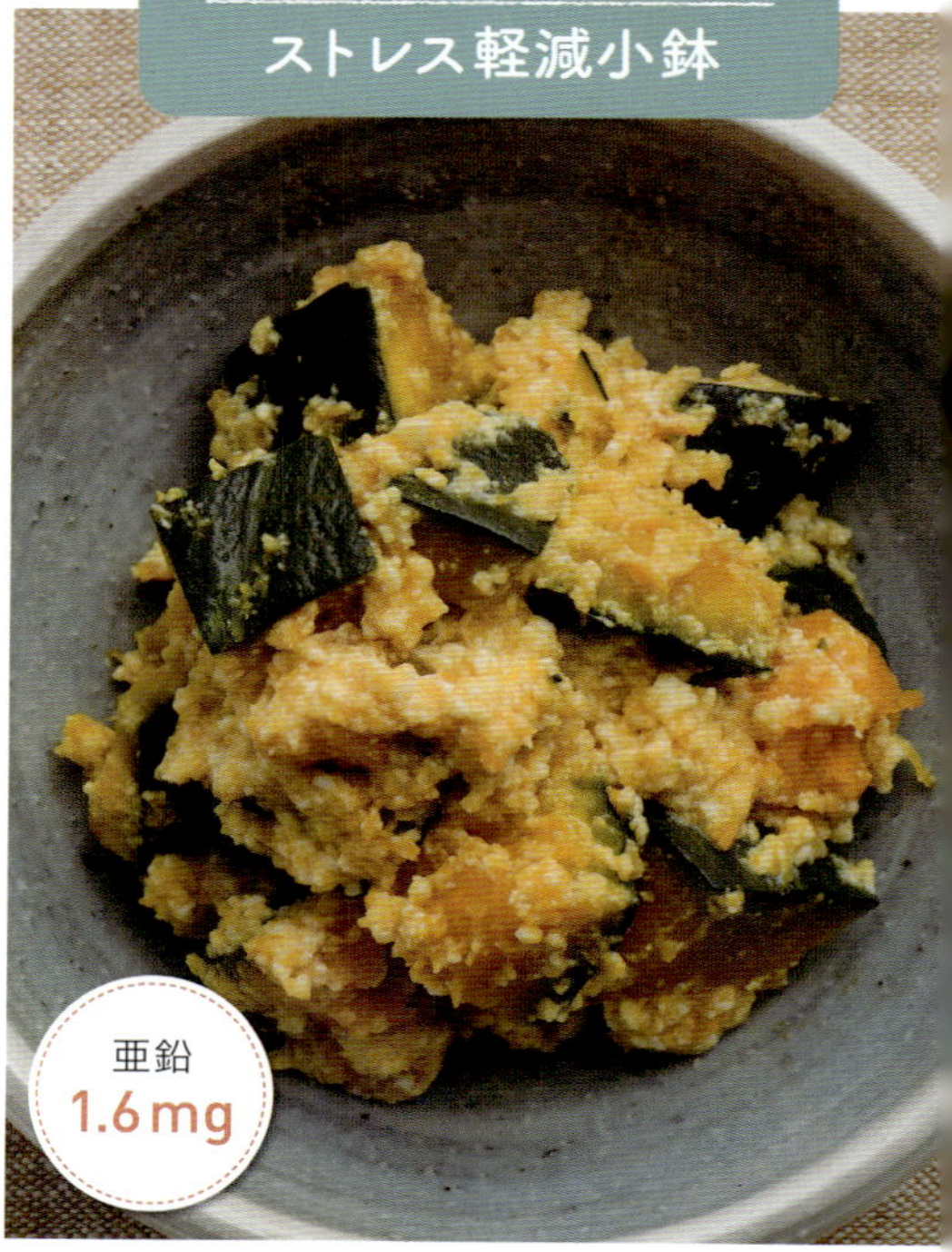

亜鉛
1.6mg

代謝、ホルモンバランスを整える

亜鉛チャージヨーグルト

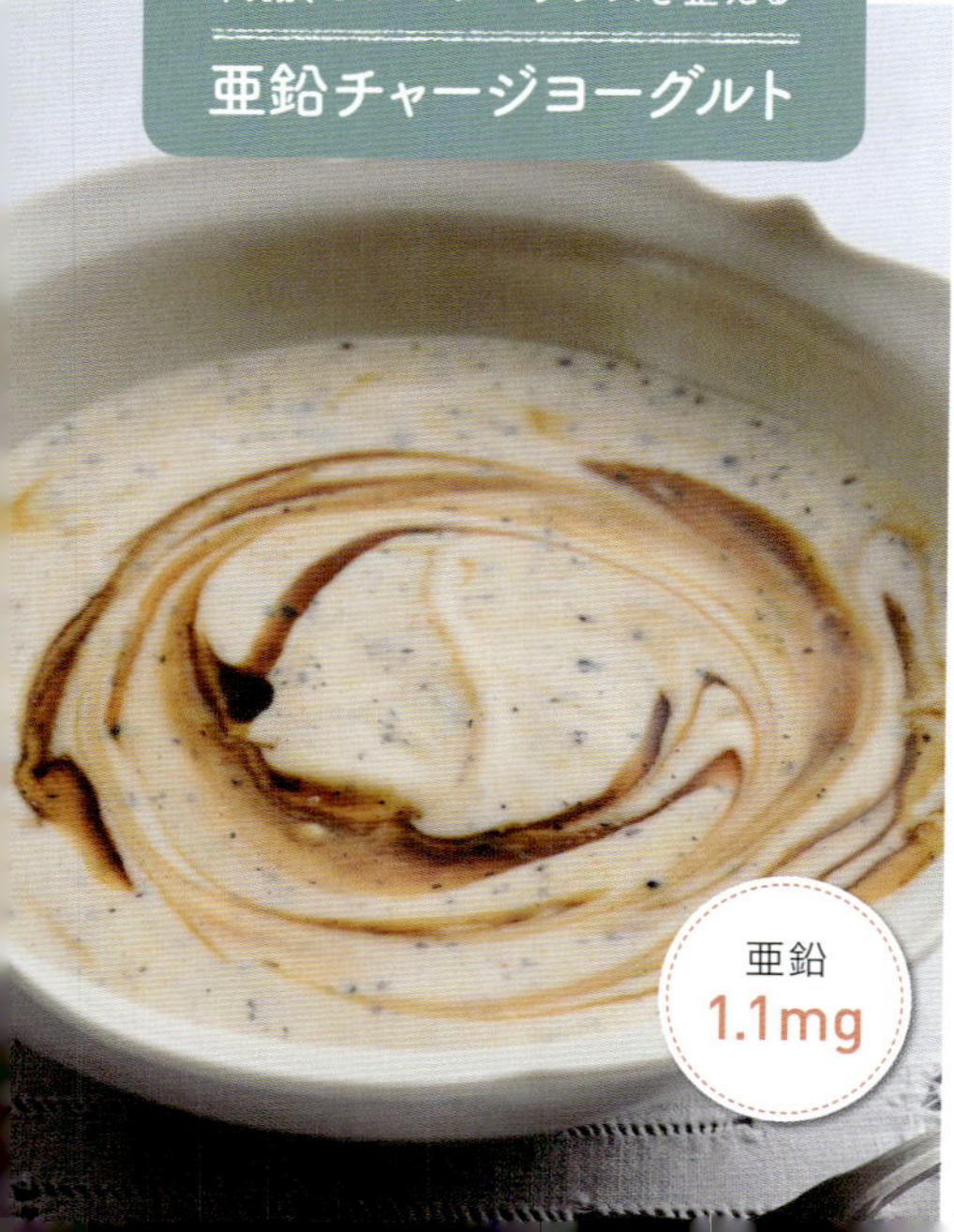

亜鉛
1.1mg

黒ごまきな粉ヨーグルト

きな粉に含まれる女性ホルモンに似た作用を持つイソフラボン、ごまに含まれるセサミンなど抗酸化成分が豊富。きな粉、黒ごま、黒みつの組み合わせで和風デザートのような味わいに。

【材料】

ヨーグルト…100g
きな粉…大さじ1
黒ごま…大さじ1
黒みつ…お好み

【作り方】

① ヨーグルトにきな粉、黒ごまを混ぜ合わせる。
② お好みで黒みつをかけ、混ぜていただく。

亜鉛チャージレシピ

3

免疫力アップ!

がん、骨粗しょう症、生活習慣病を防ぐ!

亜鉛は免疫細胞の活性化に大活躍!
免疫システム強化にも欠かせないタンパク質、
β-カロテン、腸内環境を整える食物繊維、
抗酸化力のあるポリフェノールも摂れて
病気を遠ざける!
粘膜の潤いと健康を保つビタミンAも補給して、
体の免疫力を高めます!

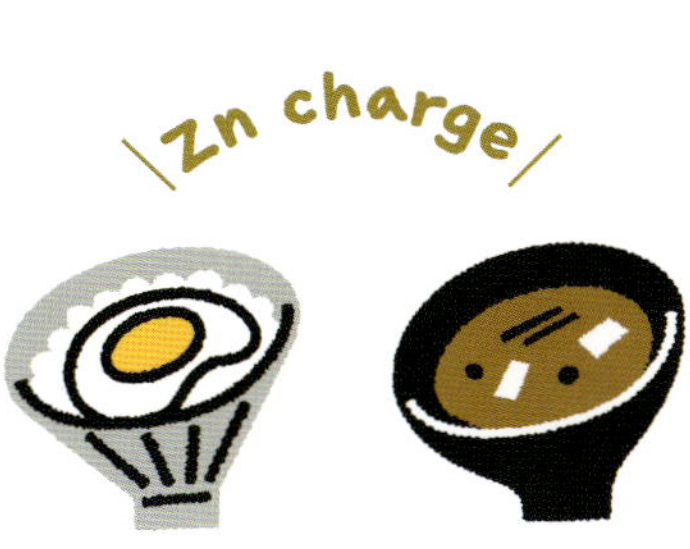

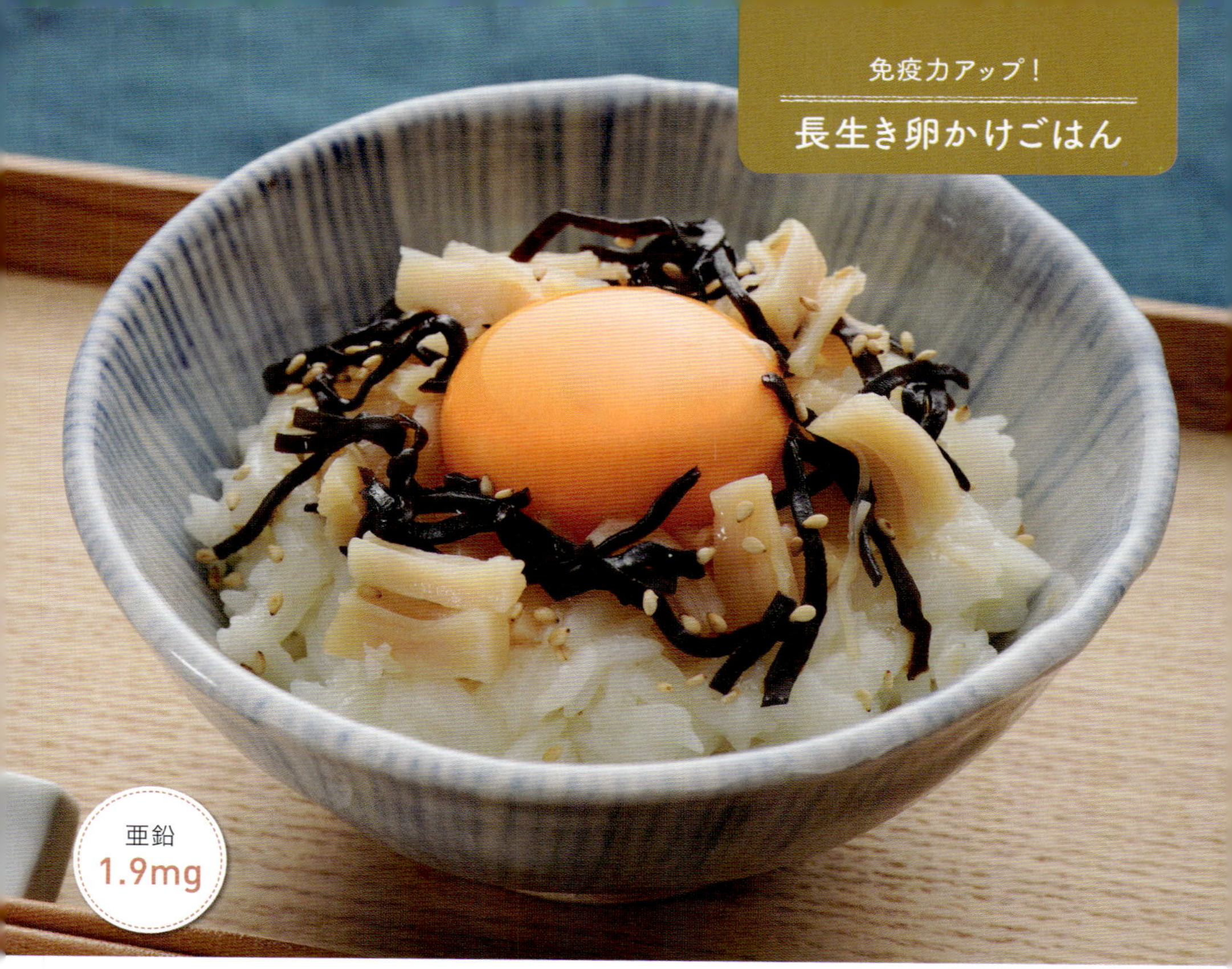
免疫力アップ！
長生き卵かけごはん
亜鉛
1.9mg

ほたてと昆布の卵かけごはん

ほたて貝柱は亜鉛のほか、タウリンも豊富で、生活習慣病予防にも◎。ごまは食物繊維や抗酸化成分セサミン、昆布は食物繊維とビタミンAを含み、腸内環境や免疫をサポート。

【材料】
ごはん…適量
ほたて貝柱(乾)…小2粒(または、大1粒)
水…適量
塩昆布（または、ごま昆布）…少々
卵…1個
白ごま…お好み

【作り方】
① ほたて貝柱は小さめの器に入れ、ひたひたになるくらいの水を加えて一晩おいておく。
② ごはんに卵の白身のみ混ぜ合わせてふわふわにし、ほぐした①と塩昆布と黄身をのせていただく。お好みでごまをかける。

＼ポイント／
免疫細胞の活性化には亜鉛に加え、タンパク質が必須。ほたてや卵から良質なタンパク質も補給できます。

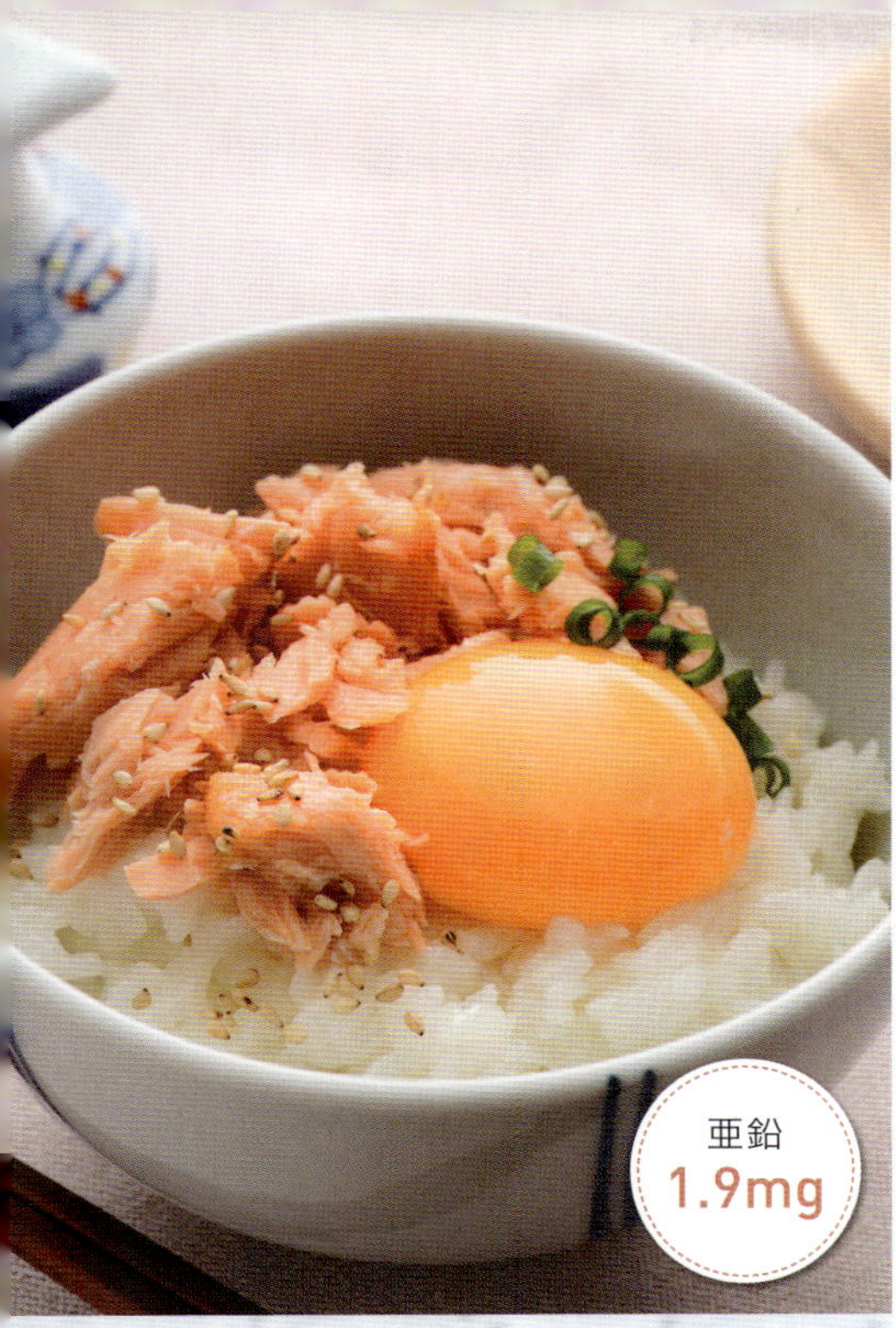

焼き鮭フレークの卵かけごはん

鮭には免疫を調整する働きを持つビタミンDが含まれています。また、鮭に含まれるアスタキサンチンは抗酸化作用が強く、細胞をダメージから守ります。

【材料】

ごはん…適量
白ごま…適量
小ネギ（小口切り）…適量
鮭（切り身）…60g
卵…1個

【作り方】

① 鮭は魚焼きグリルやフライパンなどで両面を焼き、骨などを取り除いて粗ほぐしにする。
② ごはんに卵の白身のみ混ぜ合わせてふわふわにし、ごまを混ぜ、卵の黄身と鮭、小ネギをのせていただく（鮭の塩分があるが物足りない場合は塩またはしょうゆ、めんつゆなどを加える）。

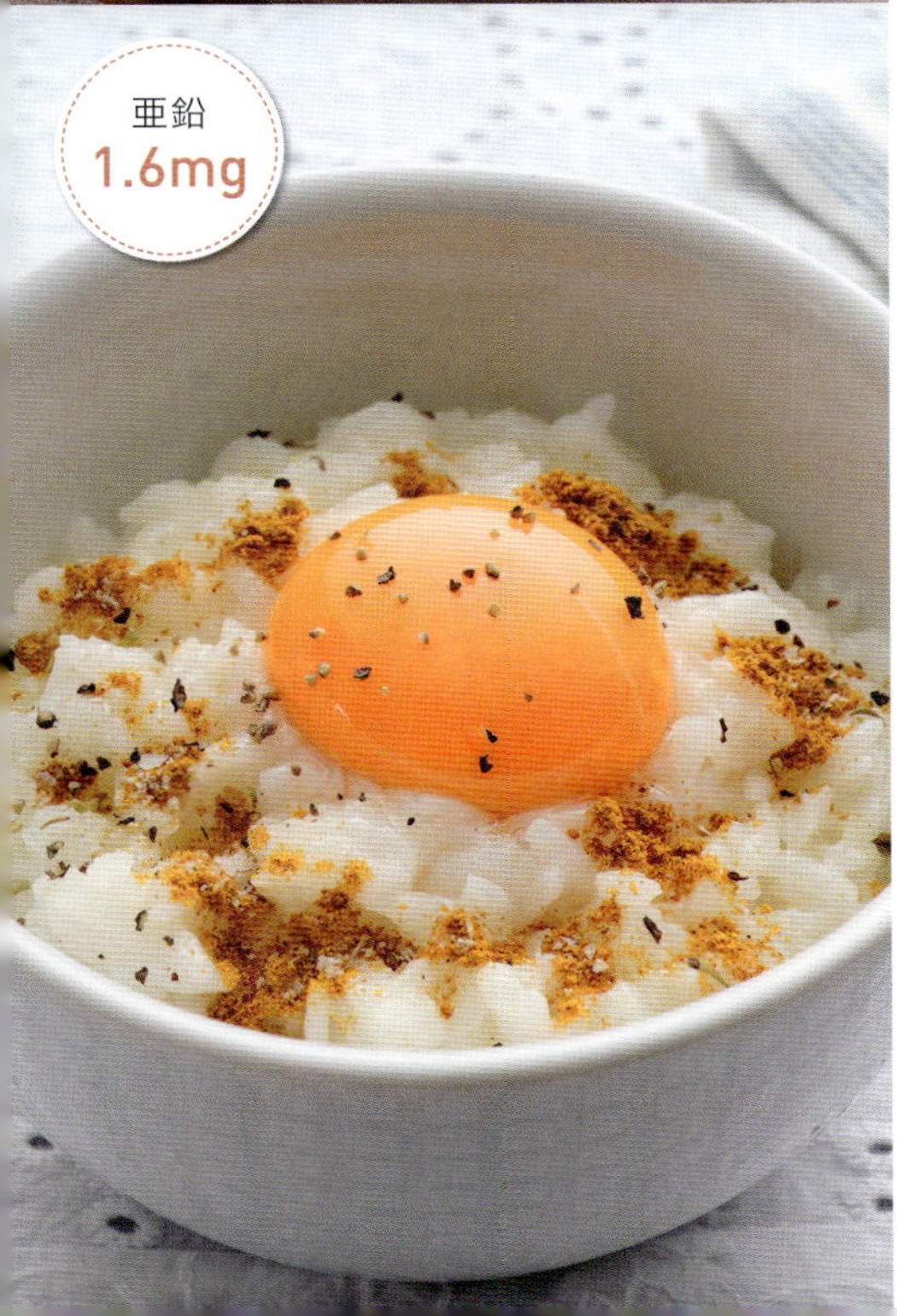

カレー風味の卵かけごはん

カレースパイスの一つターメリック（ウコン）は、ポリフェノールの一種。主成分である黄色い色素成分のクルクミンは、抗酸化作用や炎症を抑える働きなどが研究されています。

【材料】

ごはん…適量
カレー粉…小さじ1/4強
ハーブソルト（クレイジーソルト）…適量
卵…1個
粗びき黒こしょう…お好み

【作り方】

① ごはんに卵の白身のみ混ぜ合わせてふわふわにし、カレー粉とハーブソルトをかけ、卵の黄身をのせる。
② お好みで黒こしょうをふっていただく。

免疫力アップ！
亜鉛チャージみそ汁

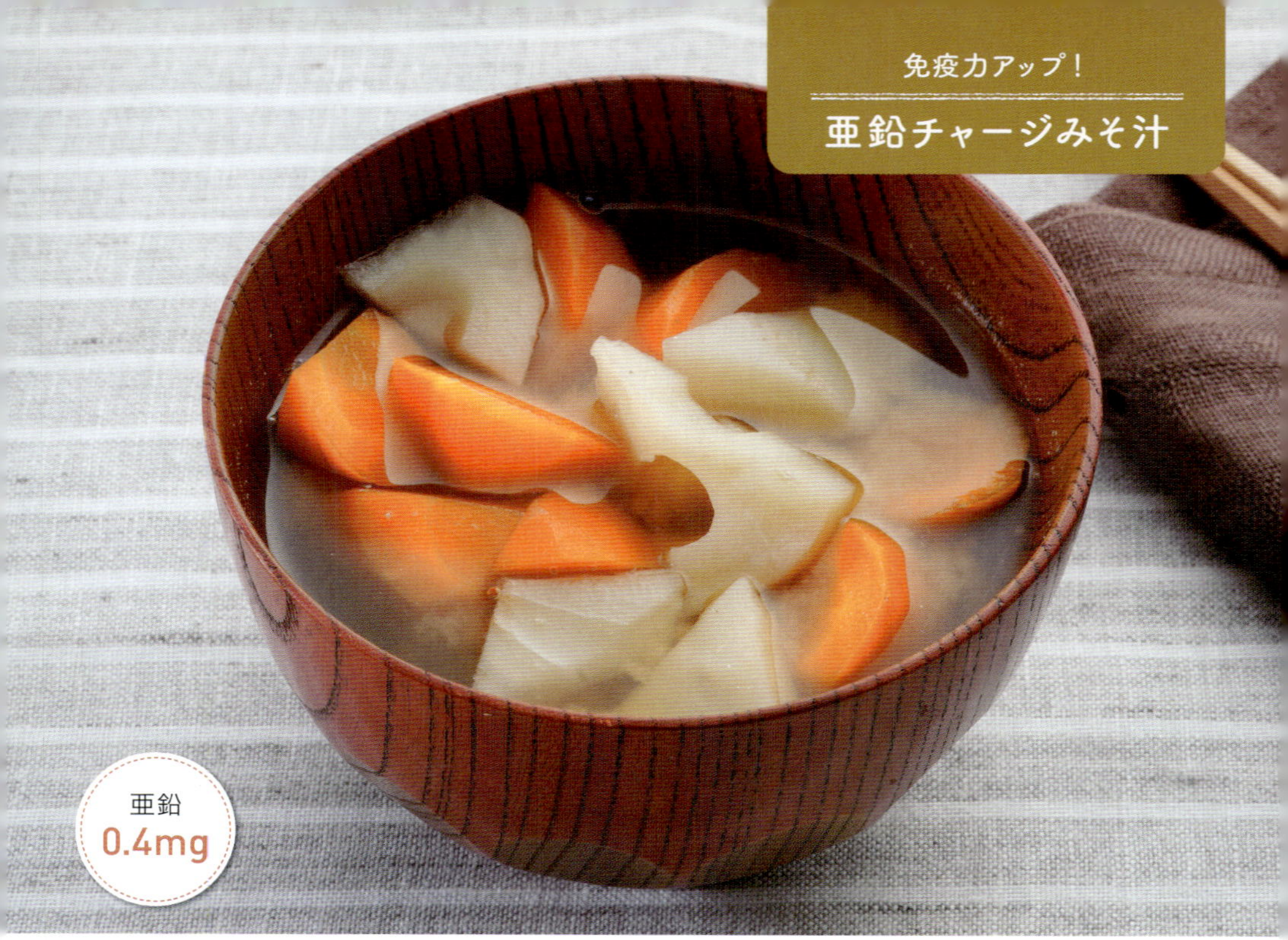
亜鉛
0.4mg

にんじんとれんこんのゴロゴロ野菜みそ汁

にんじんは、免疫をサポートするβ-カロテンが野菜の中でもトップクラス。れんこんには抗酸化作用のあるプロアントシアニジンや食物繊維が含まれ、腸内環境を整えてくれます。

【材料】

にんじん…1/4本
れんこん…1/2節
A［水…400mℓ
　煮干し粉…小さじ2
酒…大さじ1
みそ…大さじ1強

【作り方】

① にんじんは小さめの乱切りに、れんこんはアルミホイルを丸めたものやたわしなどで皮についた汚れを取り、小さめの乱切りにする。
② 鍋にAを入れて煮立たせ、①を加えて煮て、アクを取り、酒を加える。
③ にんじんとれんこんに火が通ったら、みそを溶き入れる。

＼ポイント／

れんこんの栄養素は皮の部分に。皮はなるべくむかずに、表面を洗い落として調理しましょう。

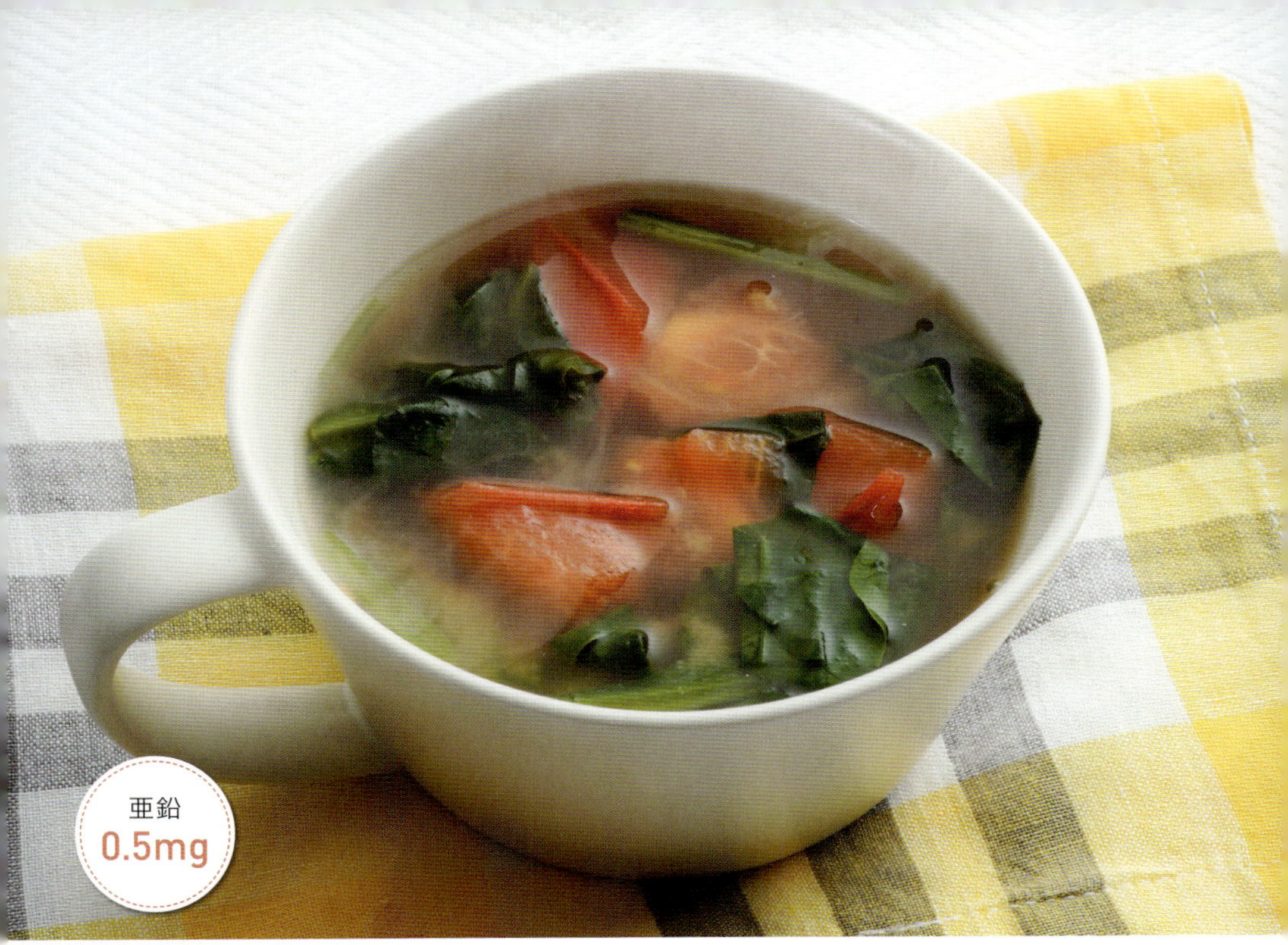

トマトとほうれん草のみそ汁

トマトに含まれるリコピンには強い抗酸化作用が。ほうれん草には、皮膚や粘膜からの病原菌の感染を防ぐビタミンA（β－カロテン）やビタミンC、ビタミンE、鉄など多くの栄養素が含まれています。

【材料】

トマト（フルーツトマトなど小さいもの）…1個
塩…少々
ほうれん草…2～3株
A［水…400mℓ
　 煮干し粉…小さじ2
酒…大さじ1
みそ…大さじ1強

【作り方】

① トマトはヘタを取って一口大に切り、ほうれん草は3～4cmに切る。
② 鍋にトマトを入れ、塩を加えて炒める。少し水分が抜けてほんのり焦げ目がついてきたら、Aを加えて煮立たせる。アクを取り、ほうれん草と酒を加える。
③ ほうれん草をさっと煮たら、みそを溶き入れる。

＼ポイント／

トマトに含まれるクエン酸や、ほうれん草に含まれるビタミンCが亜鉛の吸収をサポート。

免疫力アップ!

メインディッシュ

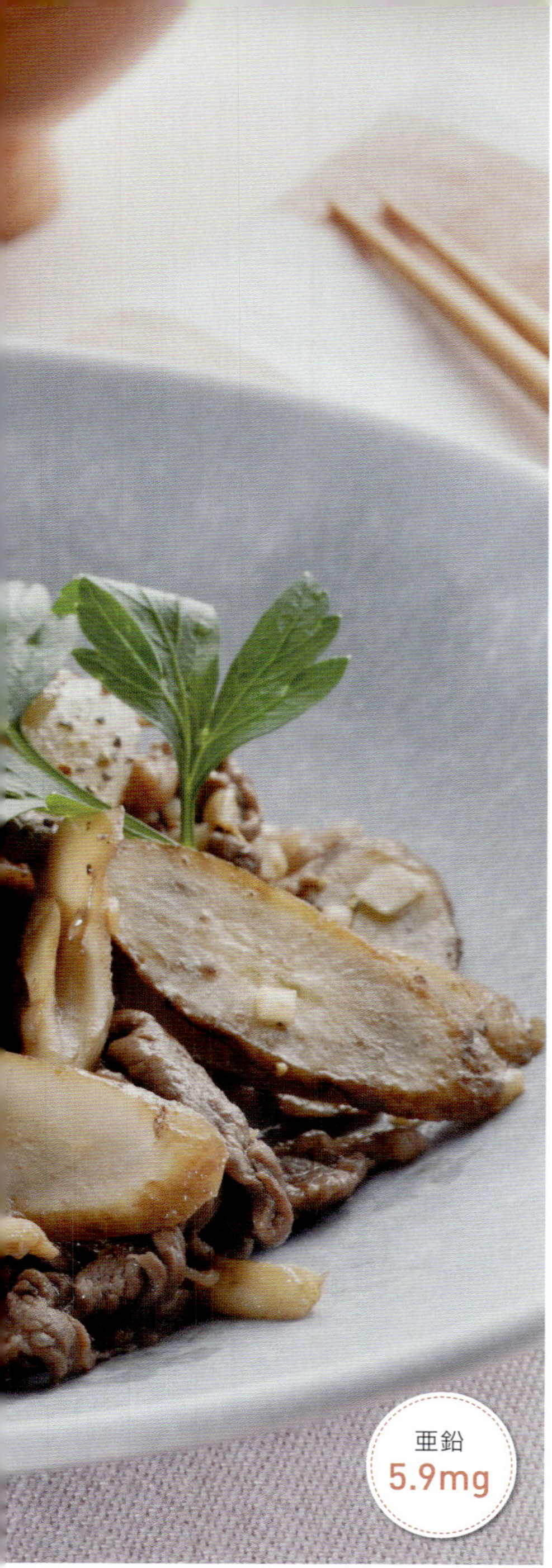

牛肉とまいたけとごぼうのバルサミコ酢炒め

亜鉛を多く含む牛肉の赤身。食物繊維が豊富なごぼうやまいたけは、腸内環境をサポートします。まいたけには、免疫やカルシウムの吸収を助けるビタミンDが含まれています。

【材料】

牛肉…100g
ごぼう…40g
にんにく…1/2カケ
塩、こしょう…少々
まいたけ…1/2パック
酒…大さじ1
A ┌ バルサミコ酢・しょうゆ・みりん…各小さじ1強
　└ こしょう(たっぷりめ)…適量
オリーブ油…小さじ1
イタリアンパセリ…お好み

【作り方】

① 牛肉は塩、こしょうをしておく。ごぼうはたわしなどでよく洗い、斜め薄切りにする。まいたけは一口大にほぐす。
② フライパンにオリーブ油とみじん切りにしたにんにくを入れて熱し、香りが出てきたら①を入れて炒め、少し火が通ってきたら酒、Aを加えて炒め合わせる。
③ 器に盛り付け、こしょうをたっぷりめにふり、イタリアンパセリをお好みで添える。

＼ポイント／

ごぼうは水にさらすと強い抗酸化作用があるクロロゲン酸が流れ出てしまうので、直前にカットして、さらさずに炒めるのがオススメ。

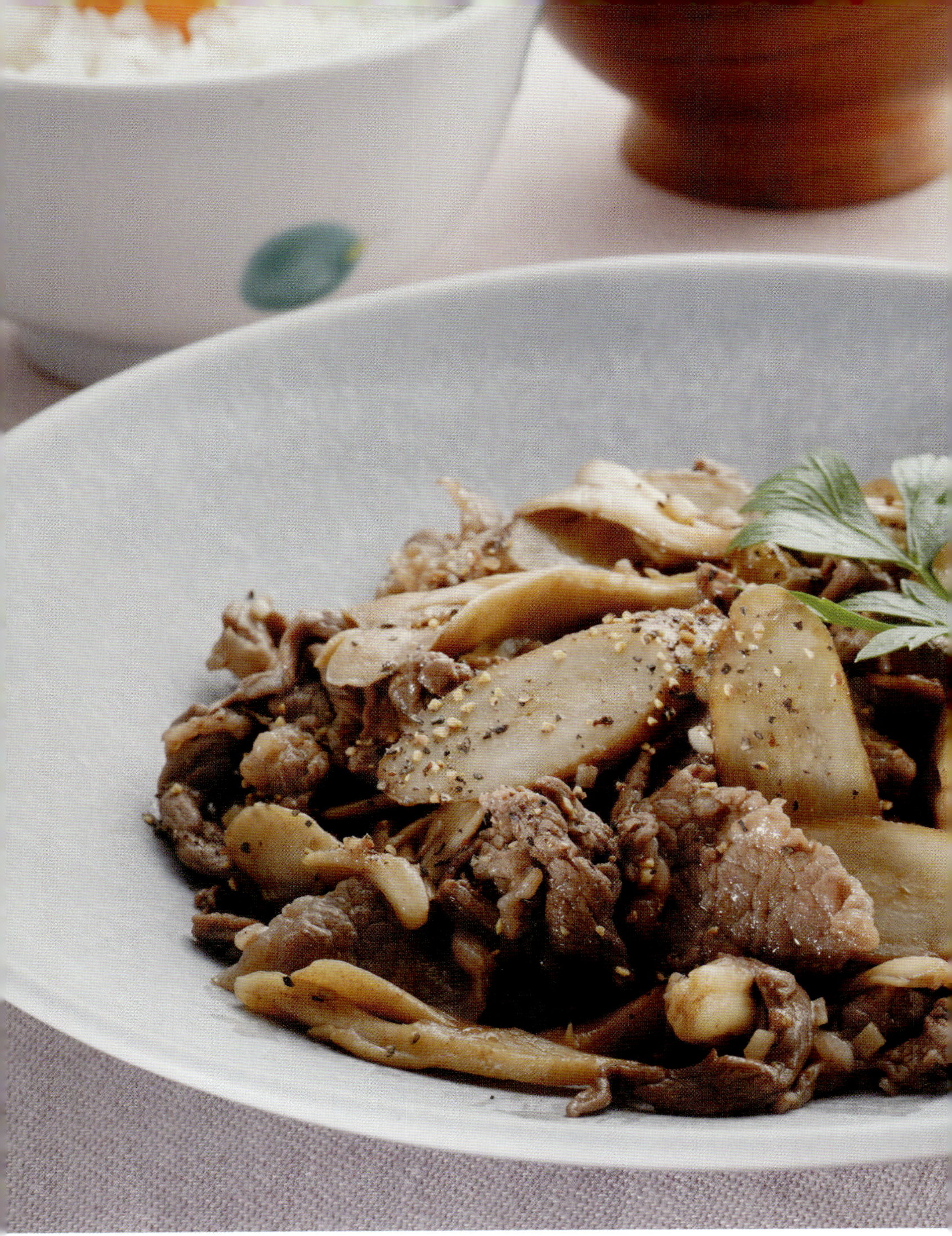

スモークサーモンのパプリカ・スプラウト巻き

パプリカ、スプラウト、サーモンには、それぞれビタミンC、スルフォラファン、アスタキサンチンが含まれています。抗酸化力があり、体をダメージから守る働きをしてくれます。

【材料】

スモークサーモン…3枚
パプリカ（赤、黄）…各適量
ブロッコリースプラウト…適量
A
- オリーブオイル…小さじ1
- 酢…小さじ1
- レモン汁…小さじ1
- 砂糖…小さじ1/2

こしょう…お好み

【作り方】

① パプリカは縦に細切りにする。ブロッコリースプラウトは根をカットして取り除く。
② スモークサーモンに①をのせて巻き、Aをかけ、お好みでこしょうをふる。

免疫力アップ！

ストレス軽減小鉢

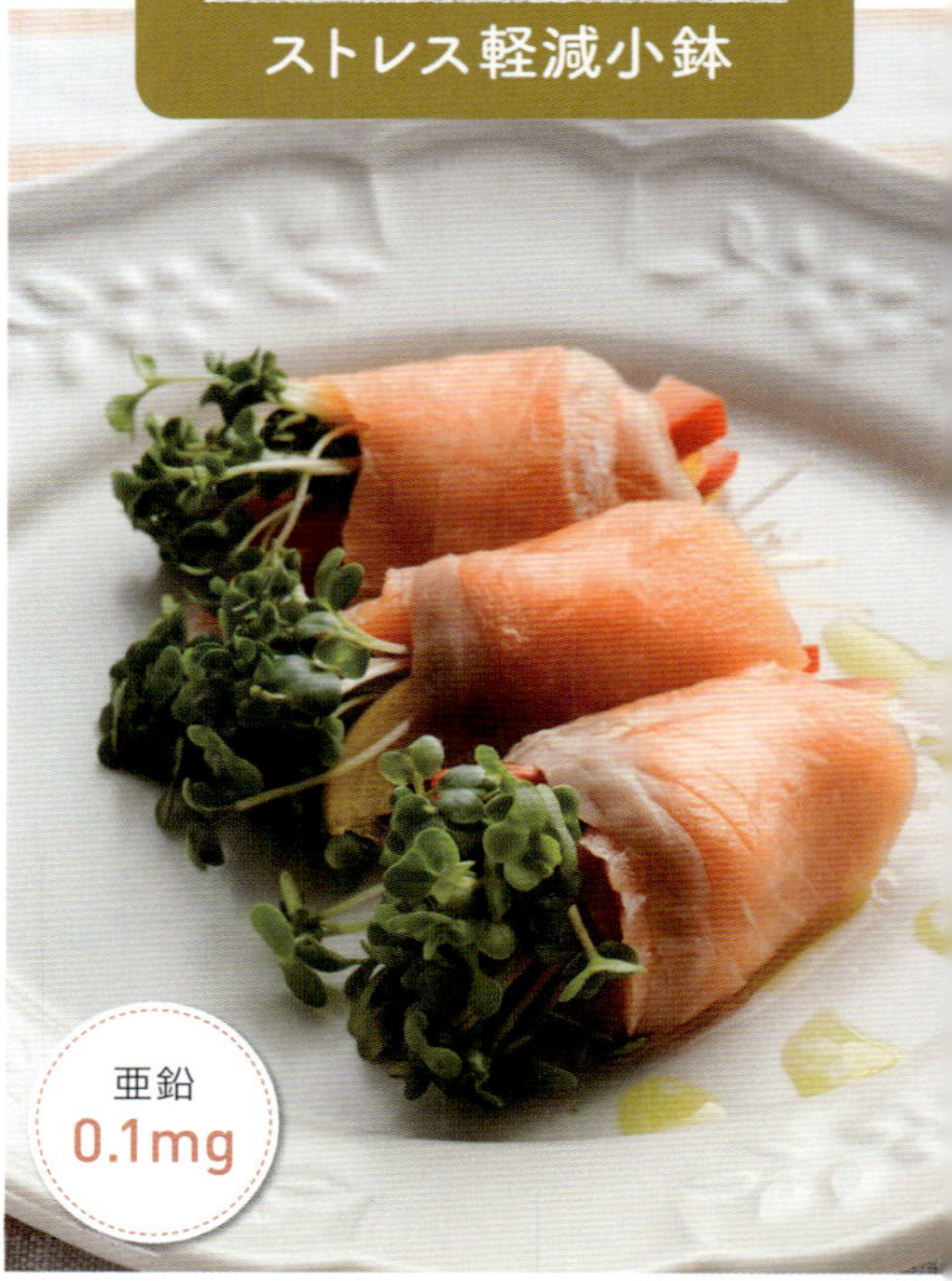

亜鉛
0.1mg

免疫力アップ！

亜鉛チャージヨーグルト

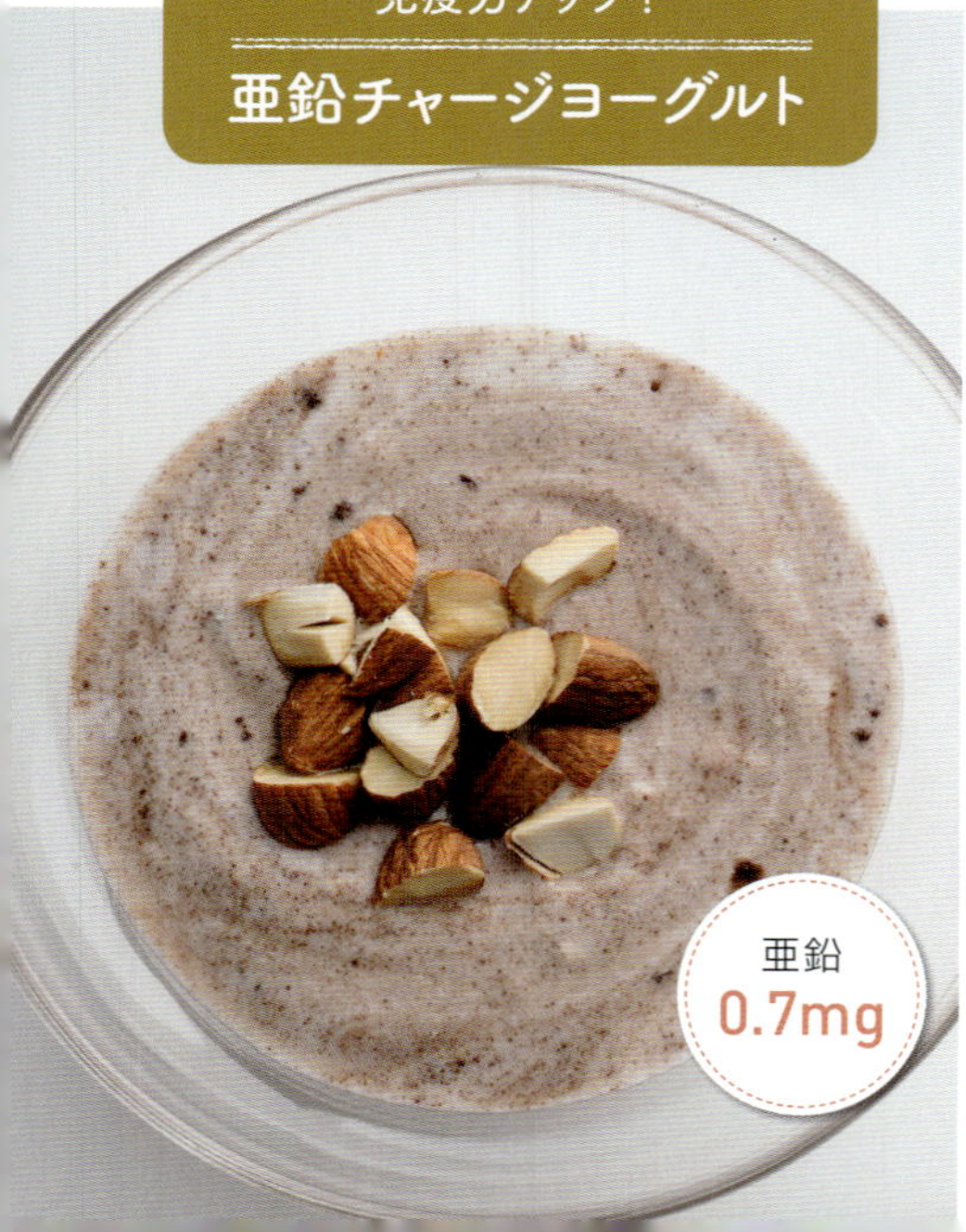

亜鉛
0.7mg

アーモンドココアヨーグルト

食物繊維が豊富なアーモンドのビタミンEと、ココアのポリフェノール、それぞれの抗酸化作用やヨーグルトとの相乗効果で腸内環境を整え、強い体づくりをサポート。

【材料】

ヨーグルト…100g
ココアパウダー…小さじ1
はちみつ…適量　アーモンド…5粒

【作り方】

① ヨーグルトにココアパウダーとはちみつを混ぜ、砕いたアーモンドをトッピングする（または、ヨーグルトにココアパウダーとアーモンドをトッピングし、はちみつをかける）。

亜鉛チャージレシピ

4

肌・髪を若々しく！

亜鉛不足は、女性の大敵！
美しい肌・髪に
欠かせないレシピ！

亜鉛は、皮膚や髪の新陳代謝を促すので、
美肌、美髪には、亜鉛が必要不可欠！
加えて、シミや老化を防ぐビタミンC、
ビタミンA、ビタミンEなどの抗酸化成分で
女性の美しさを守ります！

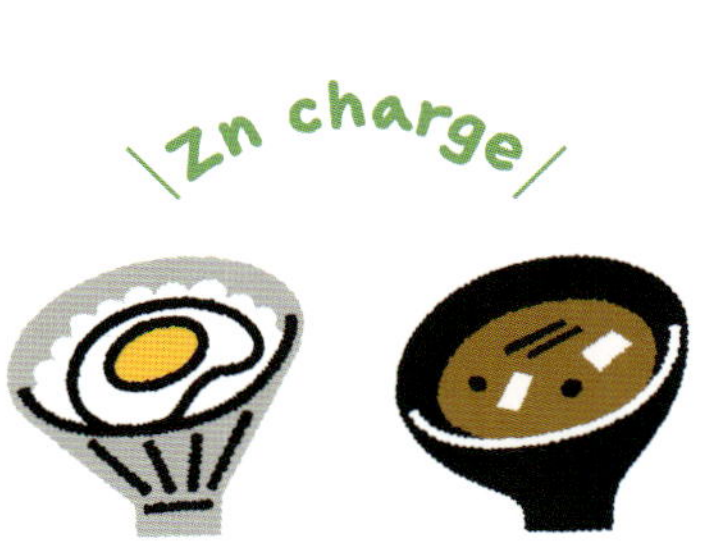

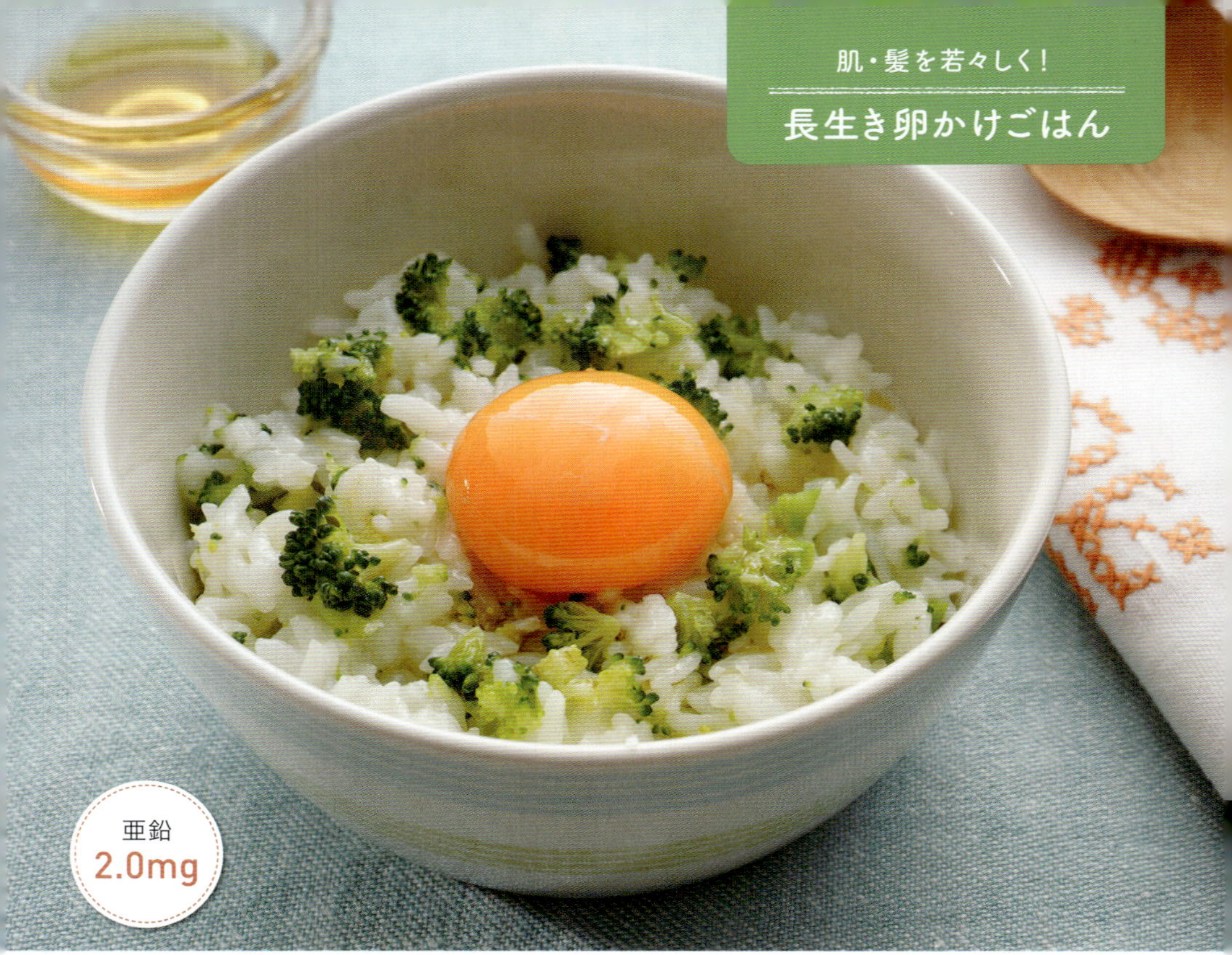

ブロッコリーライスの卵かけごはん

ブロッコリーは、肌のシミや老化予防につながるビタミンCが豊富。さらに肌の代謝にも関係し、美肌・美髪づくりを助けるビタミンB群も多く含まれています。

【材料】

ごはん…適量
ブロッコリー（小房に分けたもの）…3～5個
塩…少々
卵…1個
ごま油…少々
塩…少々

【作り方】

① ブロッコリーは小房に分けて、塩をふり、ラップをして電子レンジで1分30秒ほど加熱し、粗みじん切りにする。
② ごはんに卵の白身のみ混ぜ合わせてふわふわにし、①を混ぜ合わせる。
③ 黄身を上にのせ、ごま油と塩をかけていただく。

ポイント

ビタミンCが亜鉛の吸収をサポート。栄養豊富なブロッコリーと卵で、栄養バランスも◎。

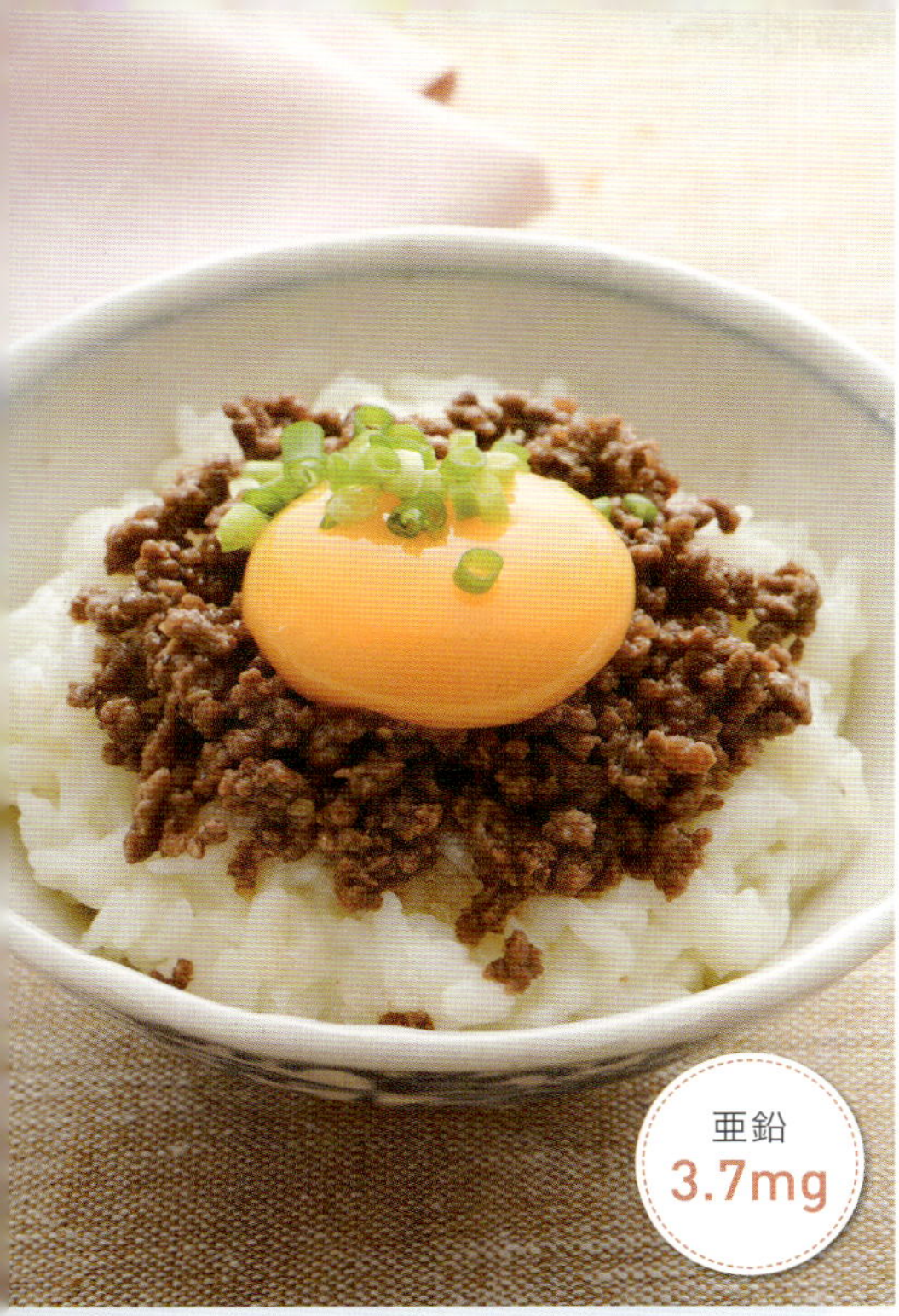

焼き肉風牛そぼろの卵かけごはん

牛肉は美肌・美髪に欠かせないビタミンB群がたくさん摂れるだけでなく、肌や髪の生成に欠かせないタンパク質も豊富です。

【材料】

ごはん…適量
卵…1個
牛ひき肉…30～50g
焼き肉のタレ…小さじ1～2
小ネギ（小口切り）…お好み

【作り方】

① ごはんに卵の白身のみ混ぜ合わせ、ふわふわにする。
② ひき肉をフライパンで炒め、火が通ってきたら焼き肉のタレを入れて炒め合わせる。
③ ①に②をのせ、卵の黄身をのせ、お好みで小ねぎを散らす。

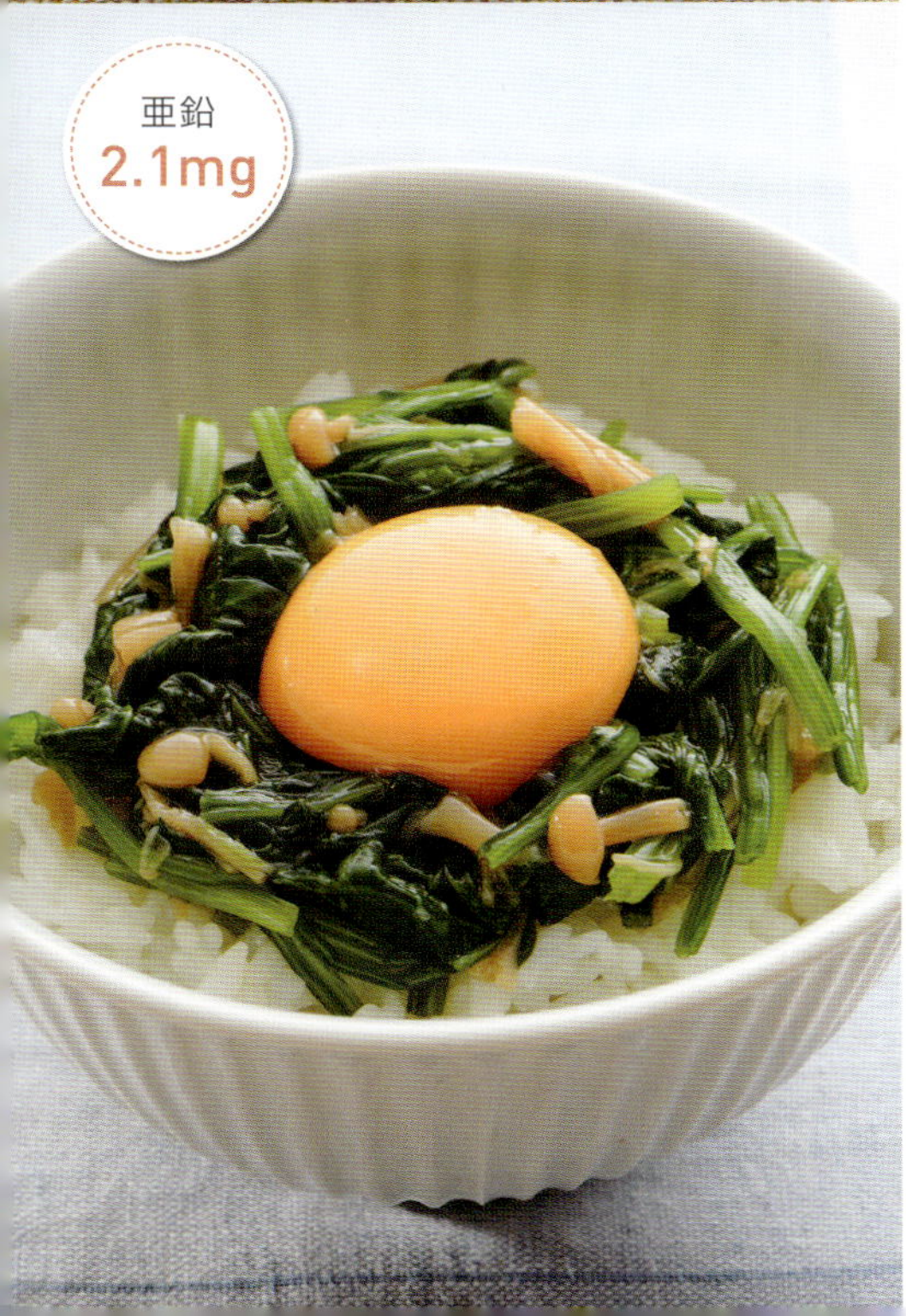

ほうれん草となめたけの卵かけごはん

ほうれん草は美しい肌に欠かせないビタミンCや鉄が豊富。えのきだけには、肌の調子を整える腸内環境に重要な食物繊維、メンタルや代謝に関わるビタミンB群、GABAも含まれます。

【材料】

ごはん…適量
ほうれん草…2～3株
卵…1個
塩…ひとつまみ
なめたけ…適量

【作り方】

① ごはんに卵の白身のみ混ぜ合わせ、ふわふわにする。
② ほうれん草は3～4㎝に切り、耐熱容器に入れて塩をまぶす。フタ（または、ラップ）をして電子レンジで1分30秒ほど加熱し、混ぜ合わせてから水にさっとさらし、水気を絞る。
③ ②になめたけを混ぜ合わせて①にのせ、卵の黄身をのせる。

肌・髪を若々しく！
亜鉛チャージみそ汁

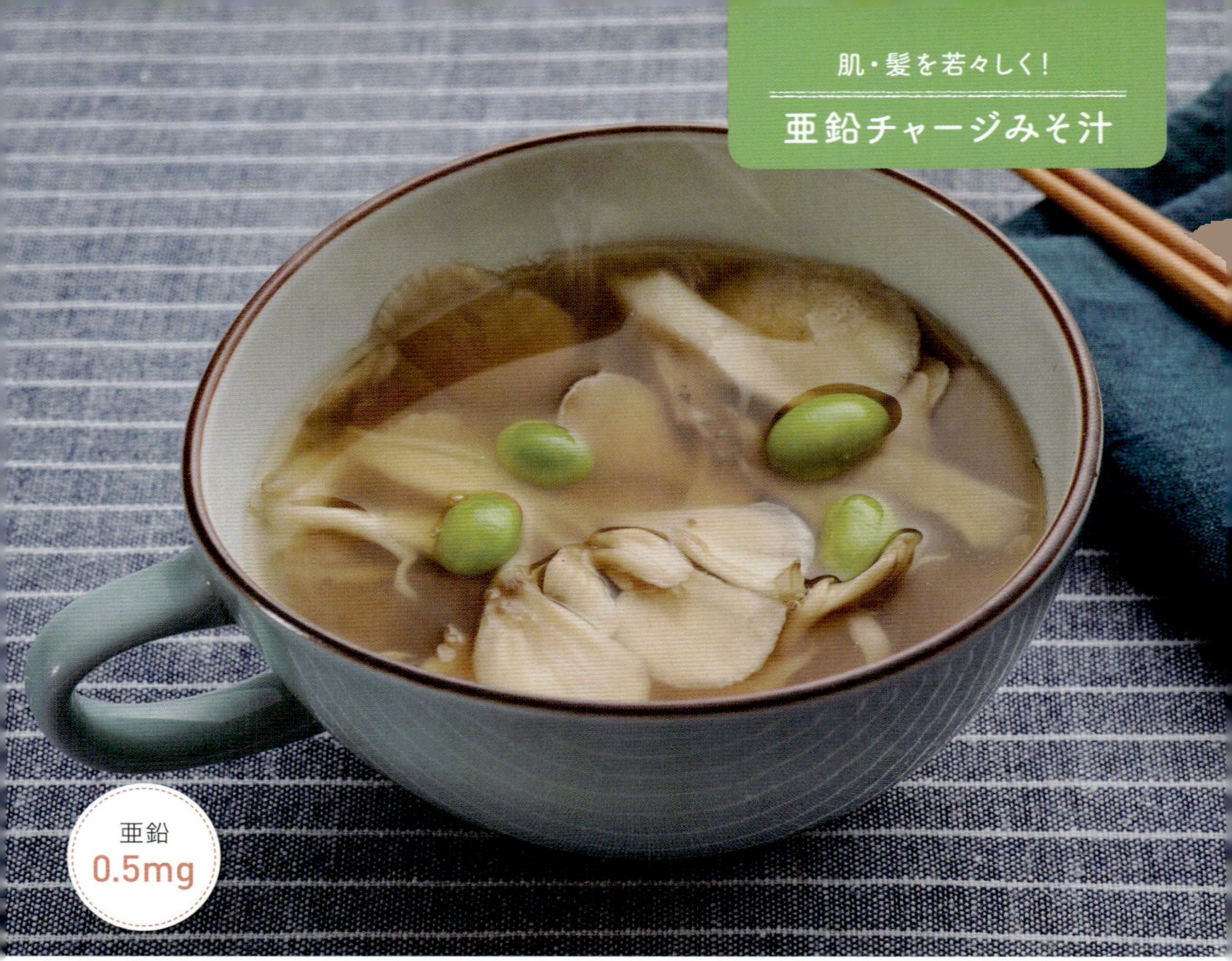
亜鉛
0.5mg

枝豆とまいたけのみそ汁

枝豆、まいたけに含まれるビタミンB_1には、糖質をエネルギーに変える働きが。また、食物繊維の働きにより、糖化によるシワやたるみを防ぎ、肌の健康を保ってくれます。

【材料】

枝豆（冷凍・解凍してさやから出したもの）…10～20粒
まいたけ…1/2パック
A［水…400mℓ
　煮干し粉…小さじ2
酒…大さじ1
みそ…大さじ1強

【作り方】

① まいたけを一口大にほぐす。
② 鍋にAを入れて煮立たせ、①を加えて煮て、アクを取り、酒を加える。
③ 枝豆を加え、みそを溶き入れる。

＼ポイント／

まいたけに含まれるビタミンDは、肌をウイルスなどから守るバリア機能を高めます。

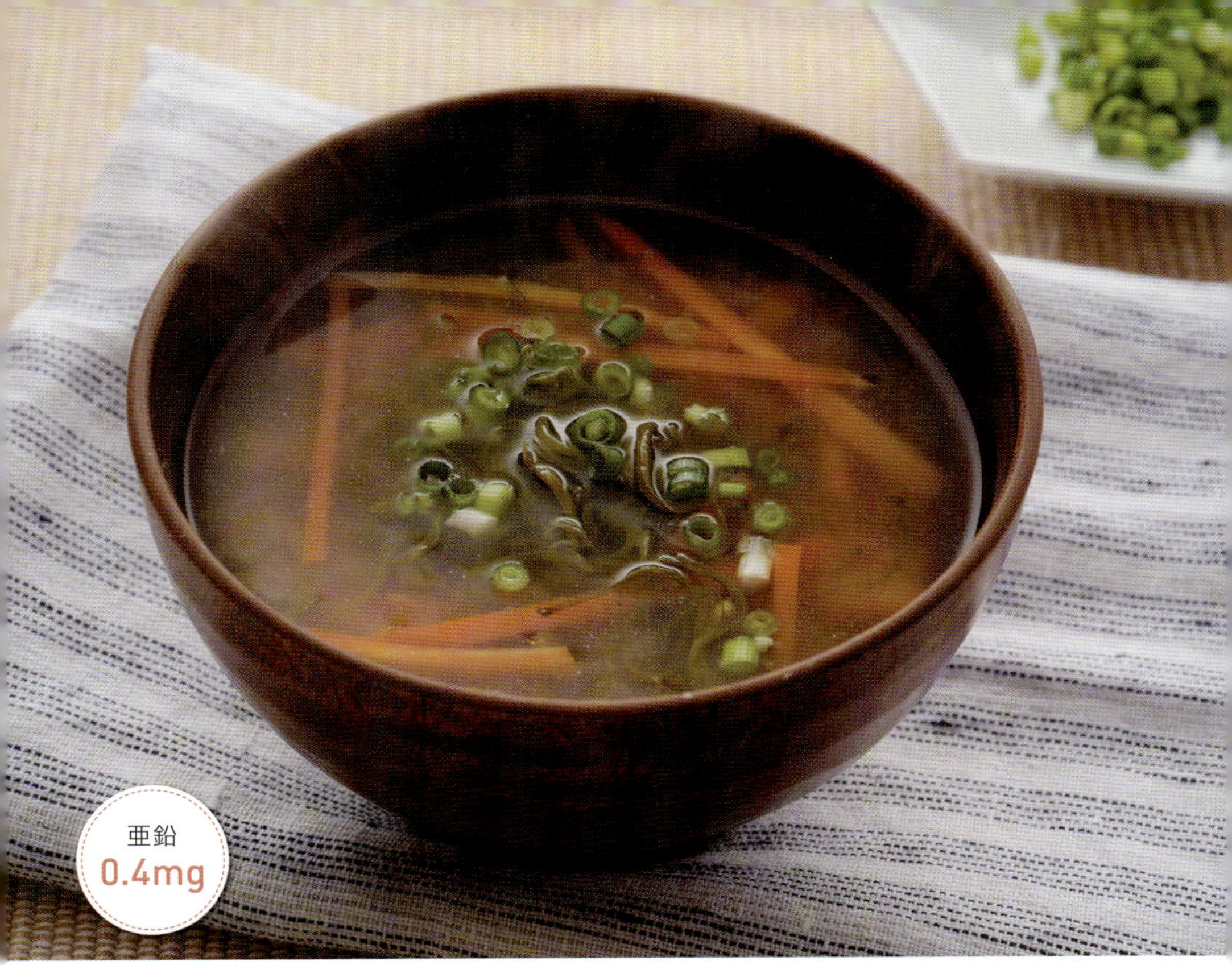

にんじんとめかぶのみそ汁

にんじんのβ－カロテンは体内でビタミンAに変わり、肌が乾燥するのを防いでくれます。めかぶは食物繊維も豊富なので、腸内環境の改善にも◎。

【材料】

にんじん…1/4本
めかぶ…1パック
A［水…400mℓ
　 煮干し粉…小さじ2
酒…大さじ1
みそ…大さじ1強
小ネギ（小口切り）…お好み

【作り方】

① にんじんを千切りにする。
② 鍋にAと①を入れて煮立たせ、アクを取り、酒を加える。
③ めかぶを加え、みそを溶き入れる。お好みで小ネギを散らす。

＼ポイント／

めかぶには食後血糖値の上昇を抑える働きが。肌の老化を防ぐなど糖化対策にもなります。

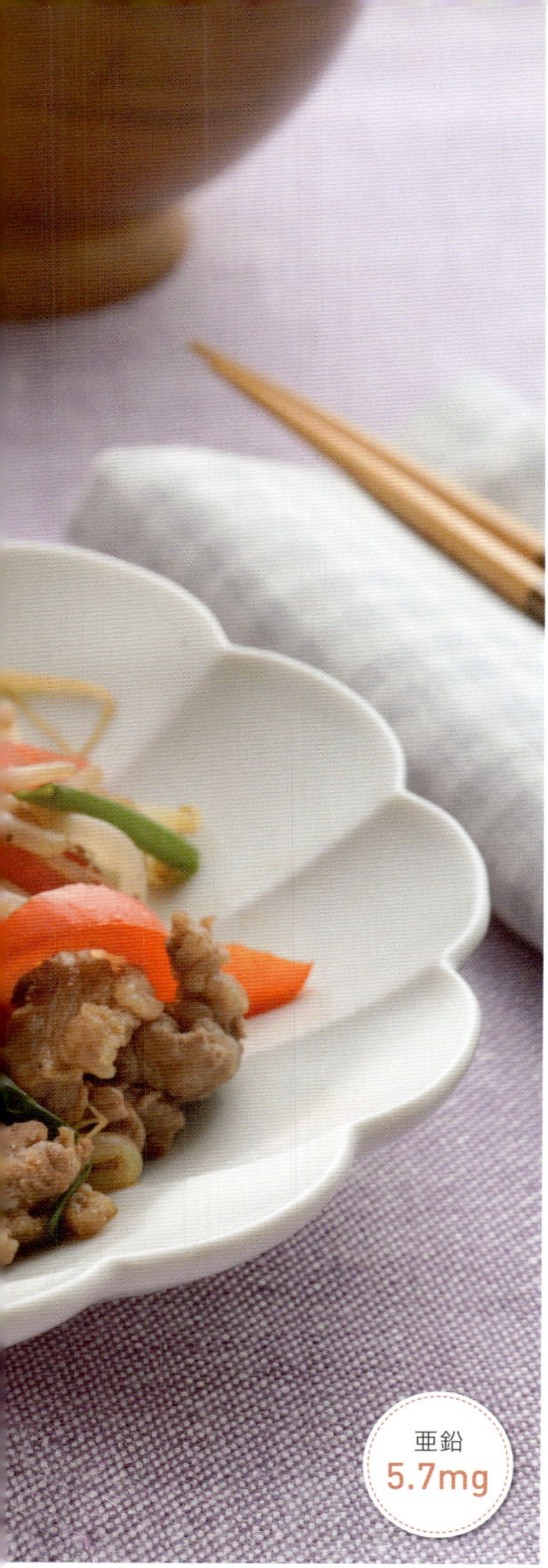
亜鉛
5.7mg

肌・髪を若々しく！
メインディッシュ

牛肉のプルコギ風

牛肉の赤身には、美しい肌のための代謝に関わるビタミンB群が豊富。パプリカは野菜の中でも肌のシミやシワを予防するビタミンCが多く、特に赤色のものは野菜の中でもトップクラス。

【材料】
牛肉…100g
塩、こしょう…少々
焼肉のタレ…大さじ2
パプリカ（赤）…35g
小ネギ（万能ねぎ、あさつき）…3～4本
もやし…1/2袋
ごま油…小さじ1
一味唐辛子…お好み

【作り方】
① 牛肉は一口大に切り（固い肉の場合は、酒〈分量外〉に漬けておく）、軽く塩、こしょうをしておく。パプリカは一口大の薄切りに、小ネギは3～4cmに切る。
② フライパンにごま油を入れ、パプリカともやしを加えてさっと炒め、牛肉を加えて炒める。
③ 火が通ってきたら小ネギを加え、焼肉のタレとお好みで一味唐辛子を加えて炒め合わせる。

＼ポイント／
牛肉の赤身は亜鉛を多くチャージでき、タンパク質やビタミンB群も多く摂れます。

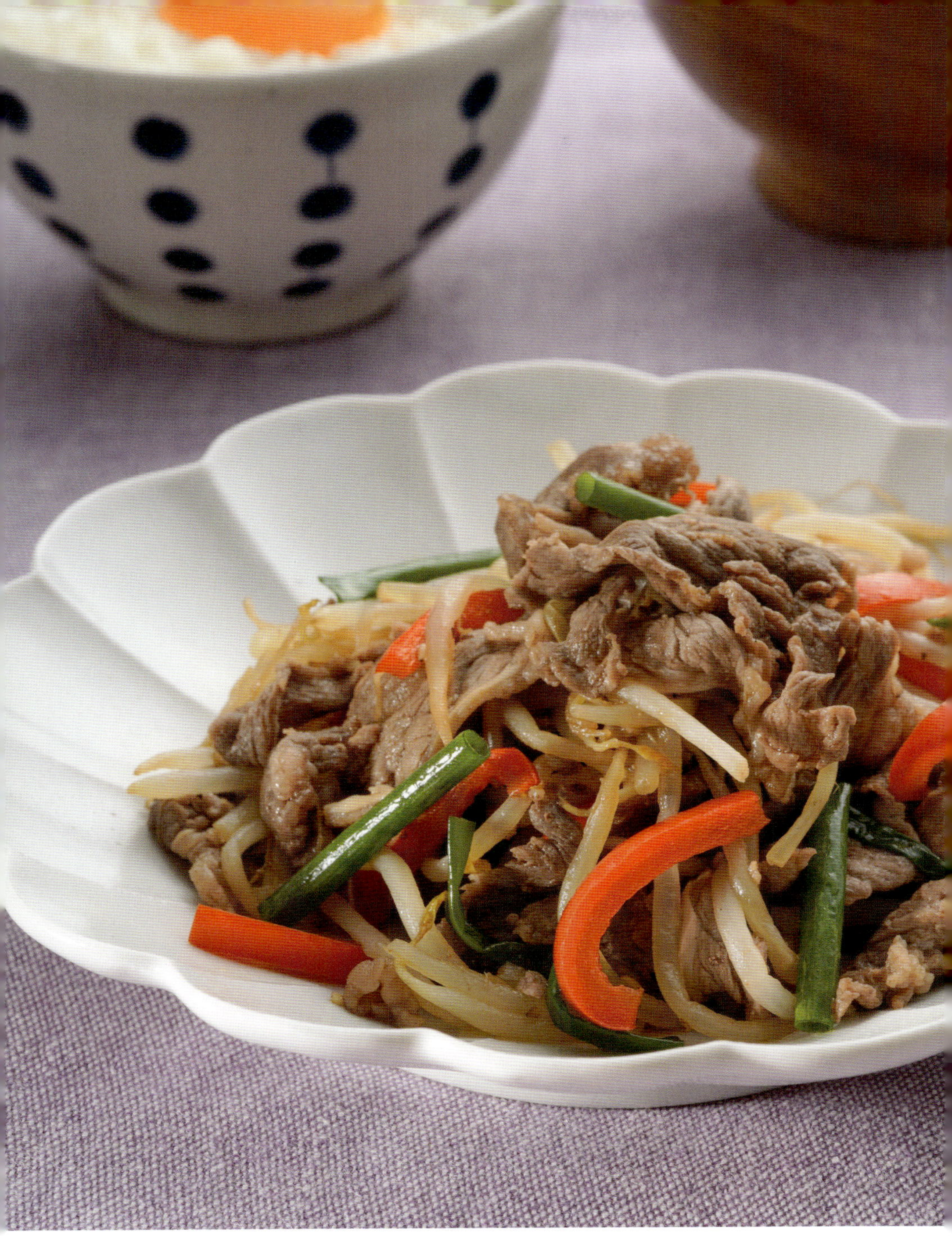

肌・髪を若々しく！

ストレス軽減小鉢

アボカドとミニトマトのチーズ焼き

トマトの赤色色素リコピンには強力な抗酸化作用があり、肌のシミやシワの予防にもオススメ。アボカドは、肌を美しく健康に保つために必要なビタミンB群やビタミンEが豊富です。

【材料】

アボカド…1/2個　ミニトマト…1個
ハーブソルト（クレイジーソルト）…適量
ピザ用チーズ…10～15g程度
黒こしょう…お好み

【作り方】

① アボカドを半分に切り種を取る。種のあった場所にミニトマトを入れる。
② ハーブソルトを全体にふり、ピザ用チーズをのせてオーブントースターで5分ほど、焦げ目がつくまで焼く。お好みで黒こしょうをふっていただく。

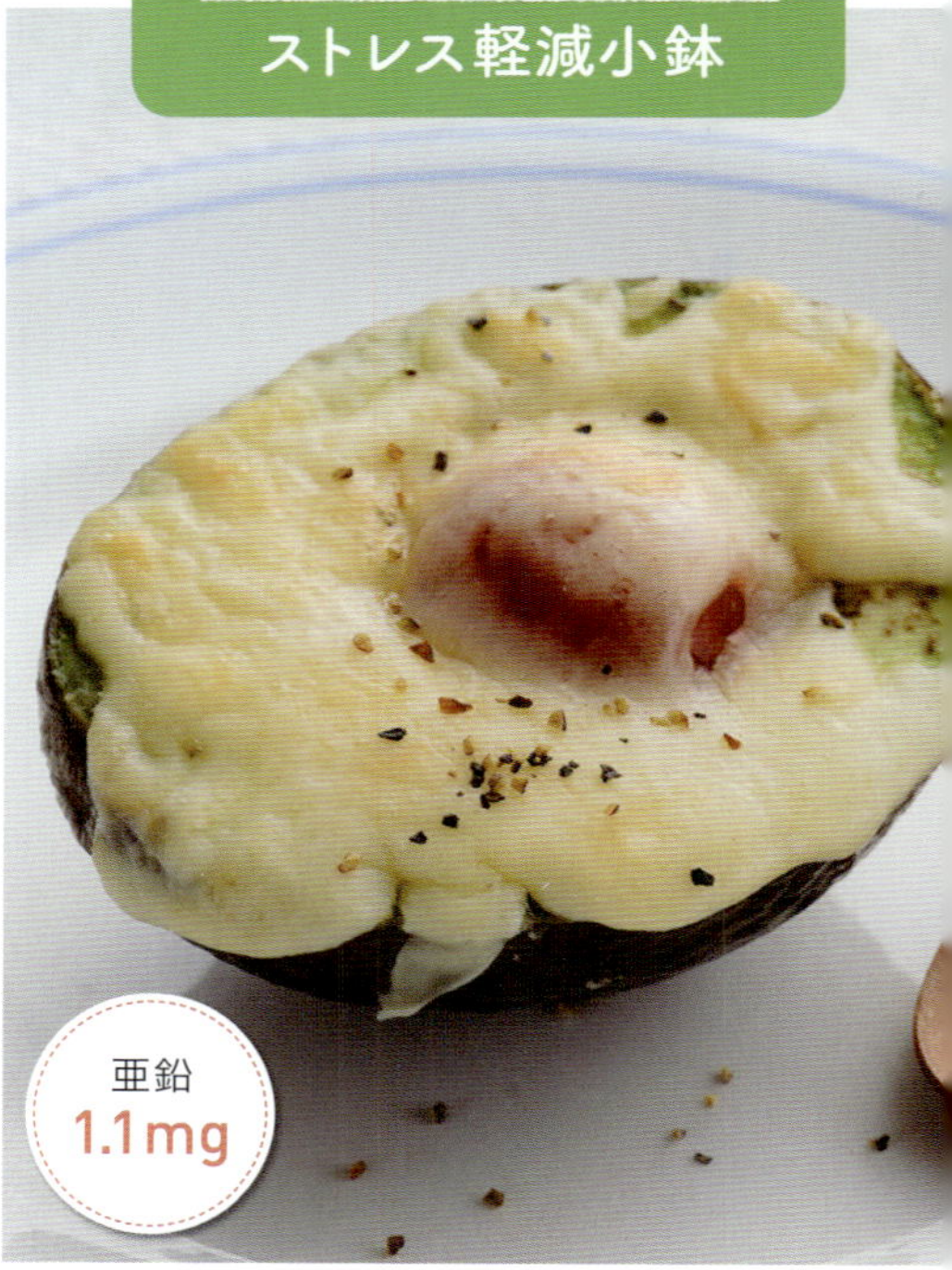

亜鉛 1.1mg

肌・髪を若々しく！

亜鉛チャージヨーグルト

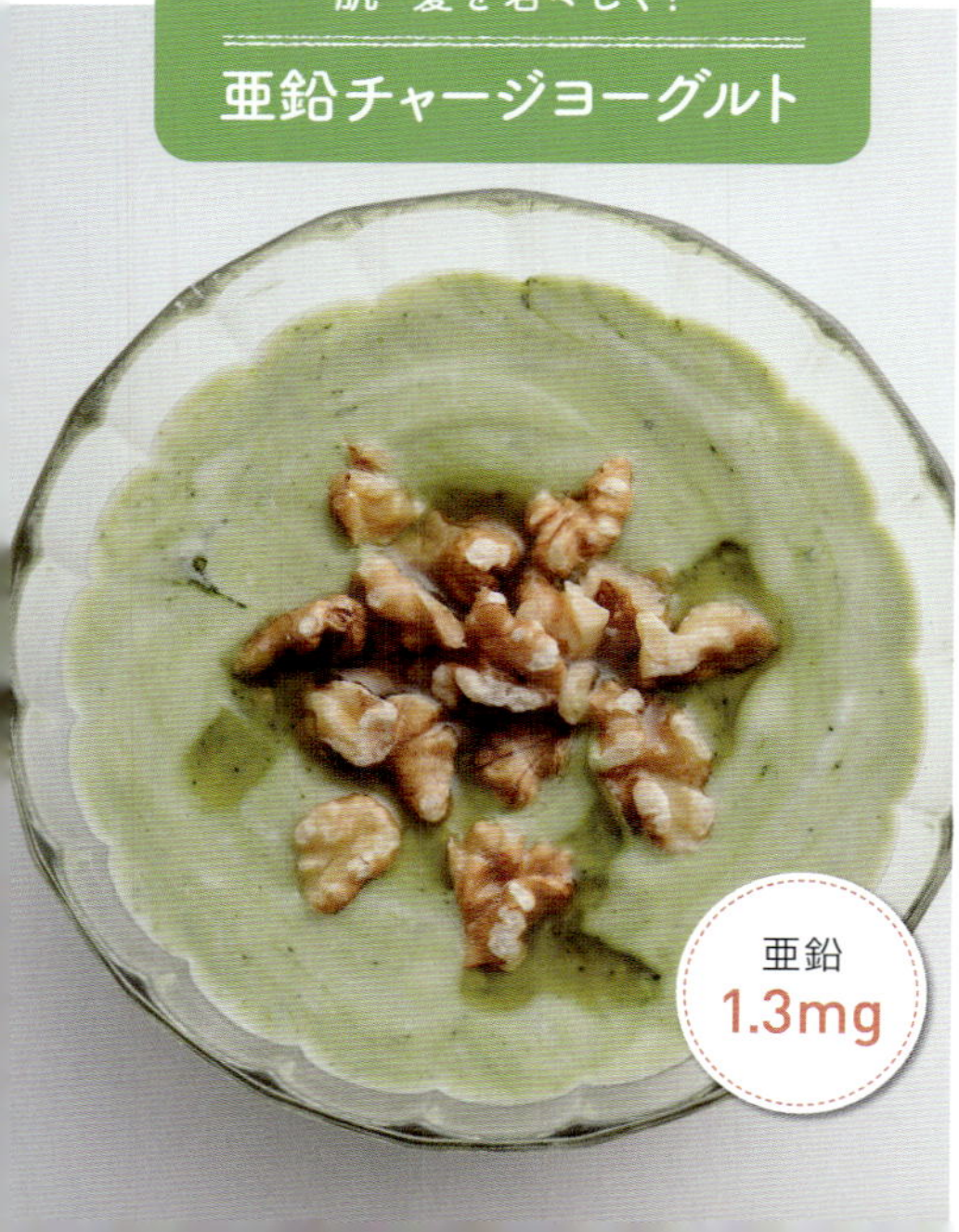

亜鉛 1.3mg

抹茶くるみヨーグルト

くるみに含まれるオメガ3系脂肪酸は肌のバリア機能を高め、肌荒れや炎症を防ぎます。抹茶は亜鉛のほか、カテキンなどの抗酸化成分や食物繊維も含み、腸内環境改善にもオススメ。

【材料】

ヨーグルト…100g　抹茶…小さじ1
くるみ…5粒　はちみつ…小さじ1

【作り方】

① ヨーグルトに抹茶を入れ、よく混ぜ合わせる。
② 粗く砕いたくるみをのせ、はちみつを加える。

亜鉛チャージレシピ

5

ストレス対策に！亜鉛の吸収を助ける！

ストレスや疲れを感じたときにオススメ！

ストレスは亜鉛の吸収率を下げ、
体内環境を悪化させるもと！
ストレスに対抗する「GABA《ギャバ》」や
抗ストレスホルモンに必要なビタミン、
抗酸化成分で、健康な体を取り戻そう！

＼Zn charge／

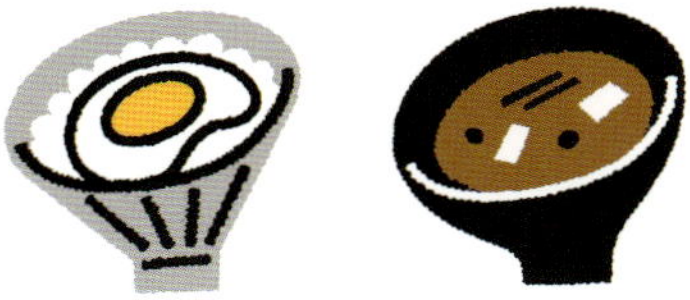

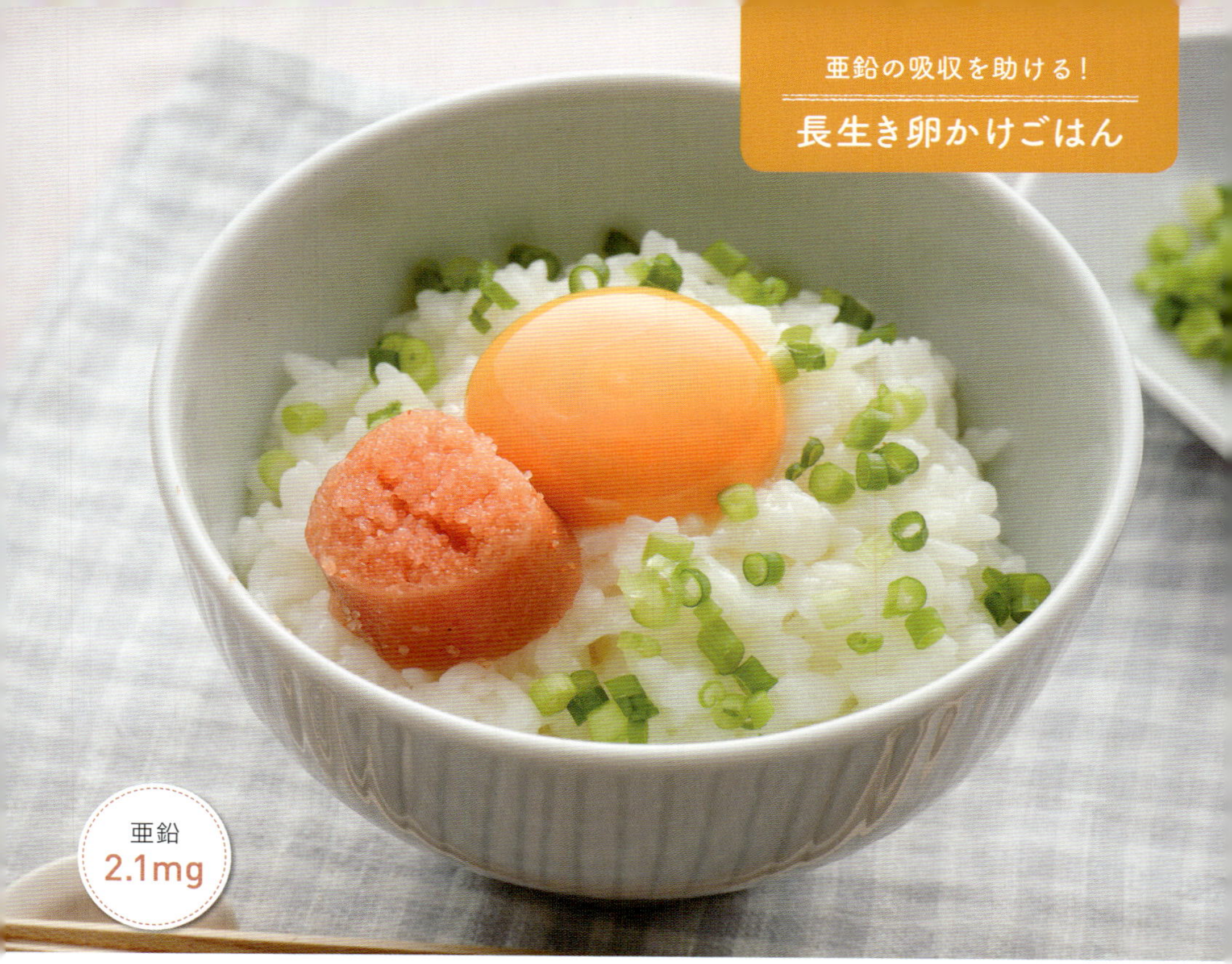

亜鉛
2.1mg

明太子の卵かけごはん

明太子には、ストレスがかかったときに役立つホルモンの分泌に必要なパントテン酸が多く含まれています。さらに、ビタミンEなどの抗酸化成分も摂れます。

【材料】
ごはん…適量
明太子…1かけ
卵…1個
小ネギ（小口切り）…お好み

【作り方】
① ごはんに卵の白身のみ混ぜ合わせ、ふわふわにする。
② 明太子と卵の黄身をのせ、お好みで小ネギを散らす。

＼ポイント／
明太子は、メンタルバランスにも大切なナイアシンも豊富。明太子の塩味で、卵かけごはんをおいしくいただきましょう。

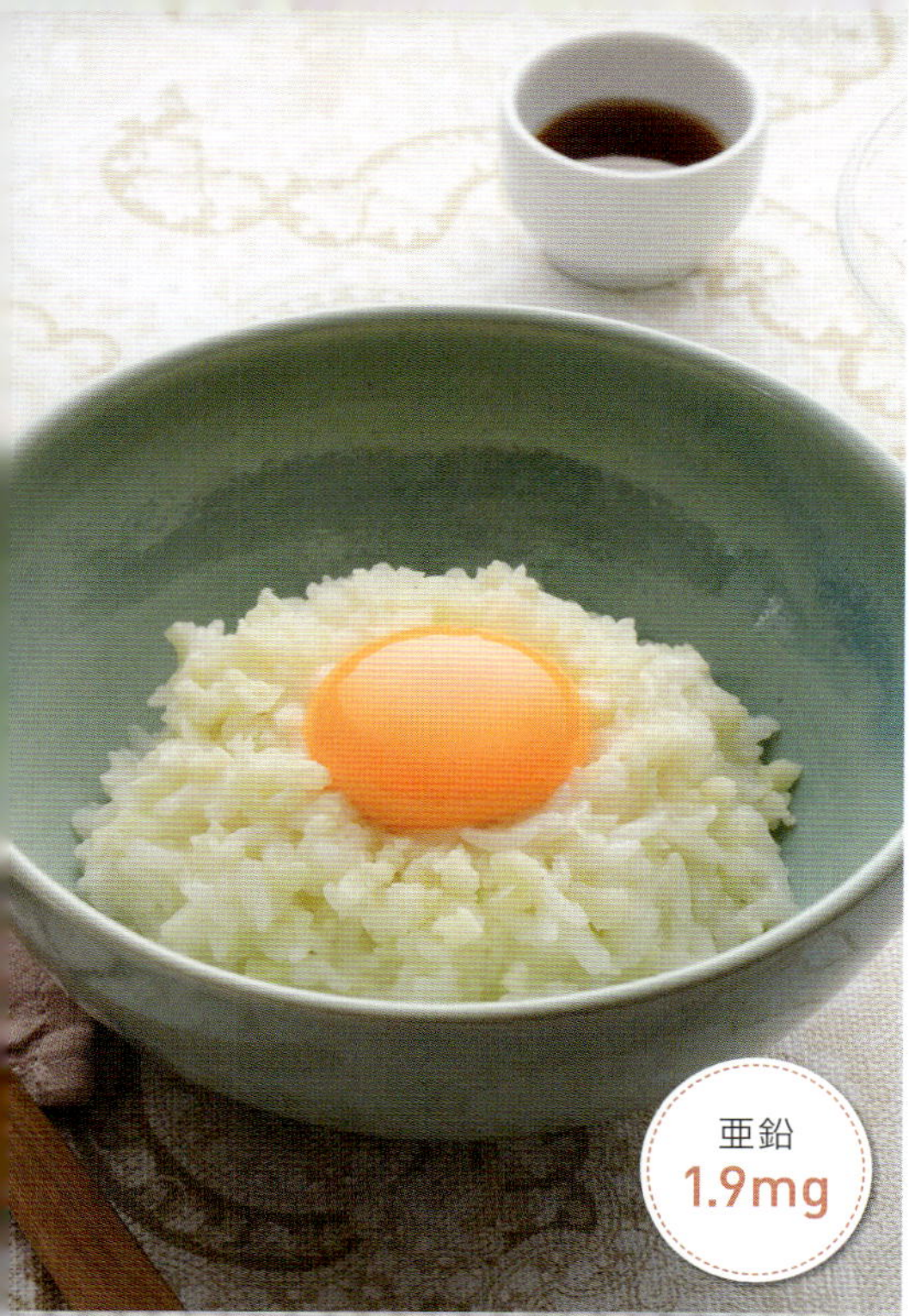

カリフラワーライスの卵かけごはん

カリフラワーを混ぜてかさ増ししたごはんから、ビタミンCやビタミンB群などの栄養素がプラスできます。ビタミンCはストレスに対抗するホルモンの合成を助けます。

【材料】
ごはん…適量
カリフラワー（小房に分けたもの）…120g
塩…少々　卵…1個　めんつゆ…少々

【作り方】
① カリフラワーはみじん切りにする。耐熱容器に入れてラップをし、600wの電子レンジで1分（量により2分）加熱し、温かいうちに塩をまぶしておく。
② ごはんに卵の白身のみ混ぜ合わせてふわふわにし、①も混ぜ合わせる。
③ ②に黄身をのせ、めんつゆをかけていただく。

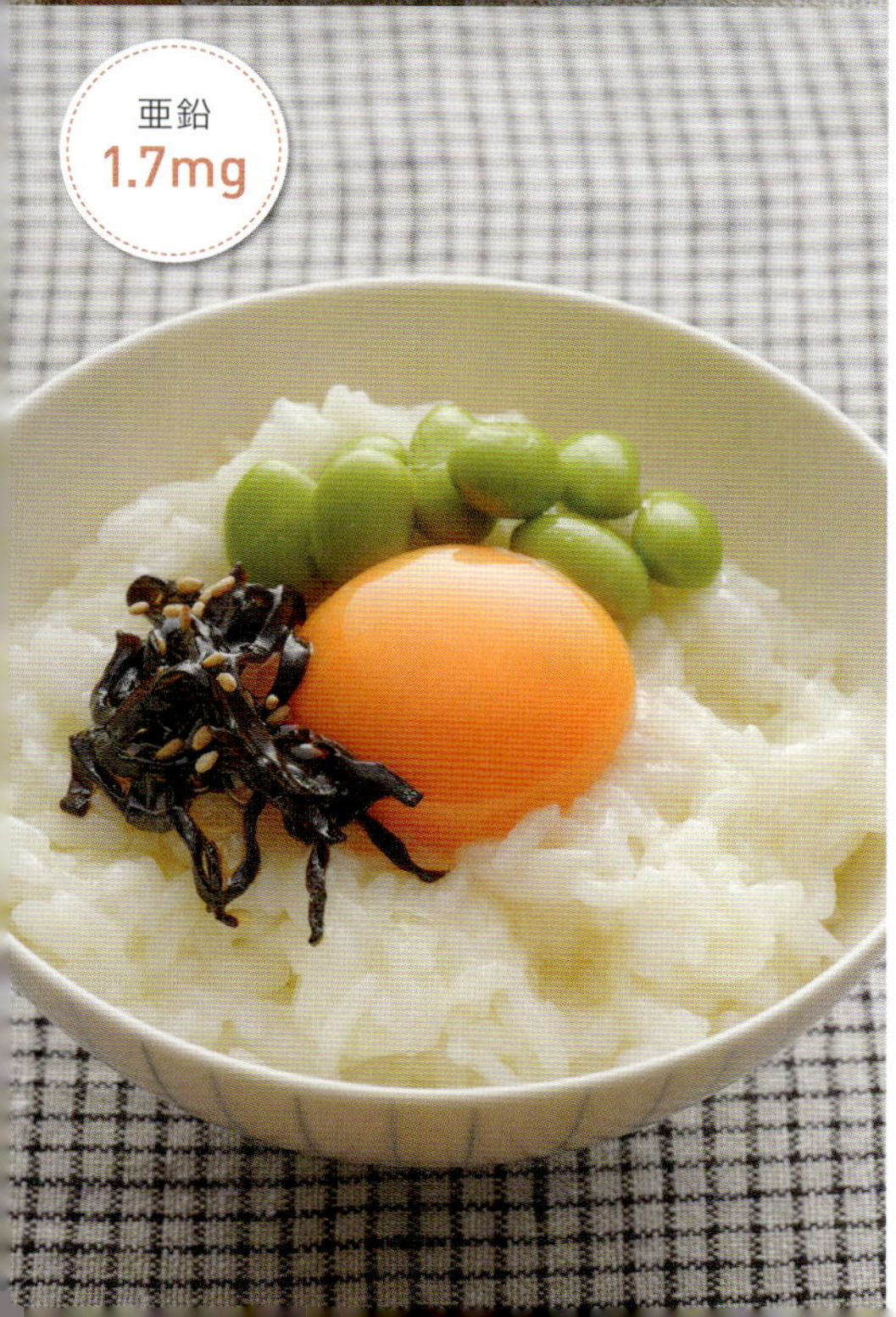

枝豆とごま昆布の卵かけごはん

枝豆は植物性タンパク質の王様である大豆の未熟果。メンタルバランスにも大切なビタミンB群や、抗酸化力のあるビタミンC、大豆イソフラボンが含まれています。

【材料】
ごはん…適量
枝豆（冷凍）…10粒程度
卵…1個
ごま昆布（または塩昆布）…適量

【作り方】
① 枝豆は解凍して、さやを外して豆を取り出す。
② ごはんに卵の白身のみ混ぜ合わせてふわふわにする。
③ 黄身と枝豆、ごま昆布を上にのせていただく。

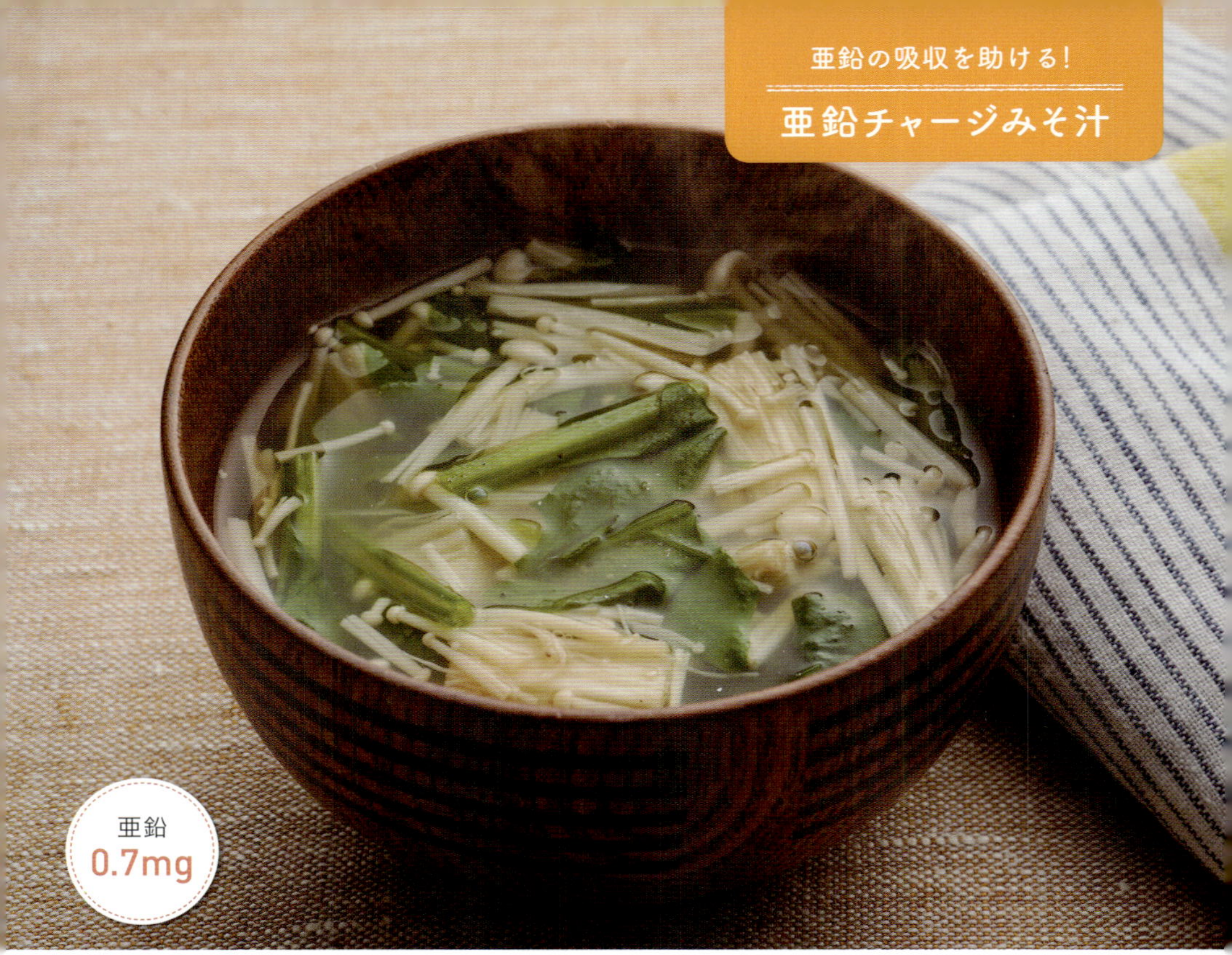

亜鉛の吸収を助ける!
亜鉛チャージみそ汁
亜鉛
0.7mg

ほうれん草とえのきのみそ汁

ほうれん草やえのきだけには、ビタミンB群が豊富に含まれています。ビタミンB群はメンタルに関係するほか、エネルギー代謝を高め、脳の神経伝達にも関わります。

【材料】

ほうれん草…2～3株
えのきだけ…1/2袋
A［水…400mℓ / 煮干し粉…小さじ2］
酒…大さじ1
みそ…大さじ1強

【作り方】

① ほうれん草は3～4cmに切る。えのきだけは、石づきを取り、2～3等分にする。
② 鍋にAと①を入れて煮立たせ、アクを取り、酒を加える。
③ みそを溶き入れる。

＼ポイント／

みそ汁のみそやえのきだけには、抗ストレス作用やリラックス作用のある「GABA（ギャバ）」が含まれています。ストレスが多い人や睡眠の質が気になる人にもオススメ。

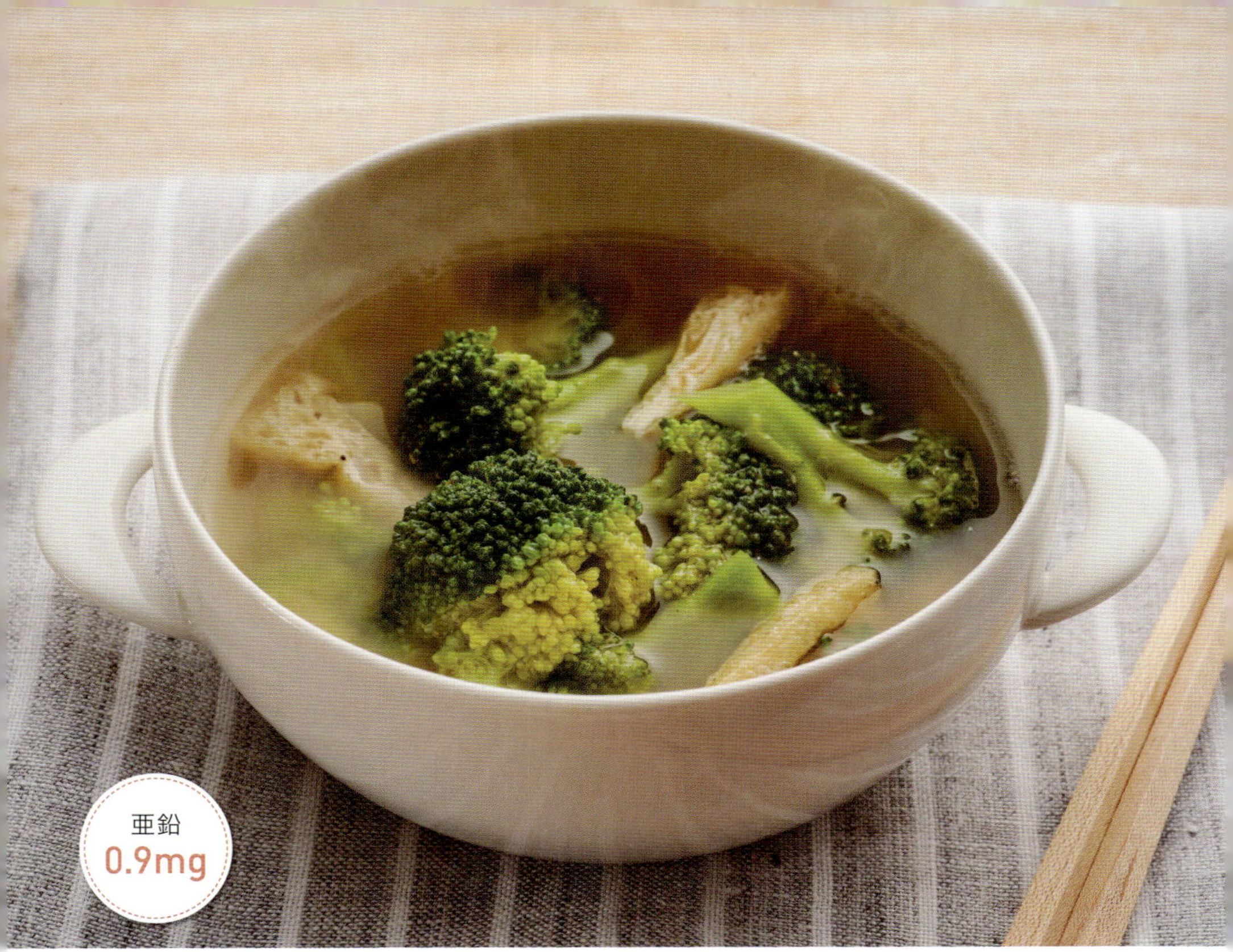

ブロッコリーと油揚げのみそ汁

栄養価が非常に高いブロッコリーには、ビタミン C、葉酸などビタミン B 群、ビタミン E、ビタミン K、カリウム、食物繊維、抗酸化作用のあるスルフォラファンも含まれています。

【材料】

ブロッコリー…1/2 株
油揚げ…1/2 枚
A［水…400mℓ
　煮干し粉…小さじ 2
酒…大さじ 1
みそ…大さじ 1 強

【作り方】

① ブロッコリーは小房に分ける。油揚げは縦半分にして細切りにする。
② 鍋に A と①を入れて煮立たせ、アクを取り、酒を加える。
③ みそを溶き入れる。

ポイント

油揚げは亜鉛を多く含むほか、大豆から作られているため大豆イソフラボンも補えます。

亜鉛の吸収を助ける!
メインディッシュ

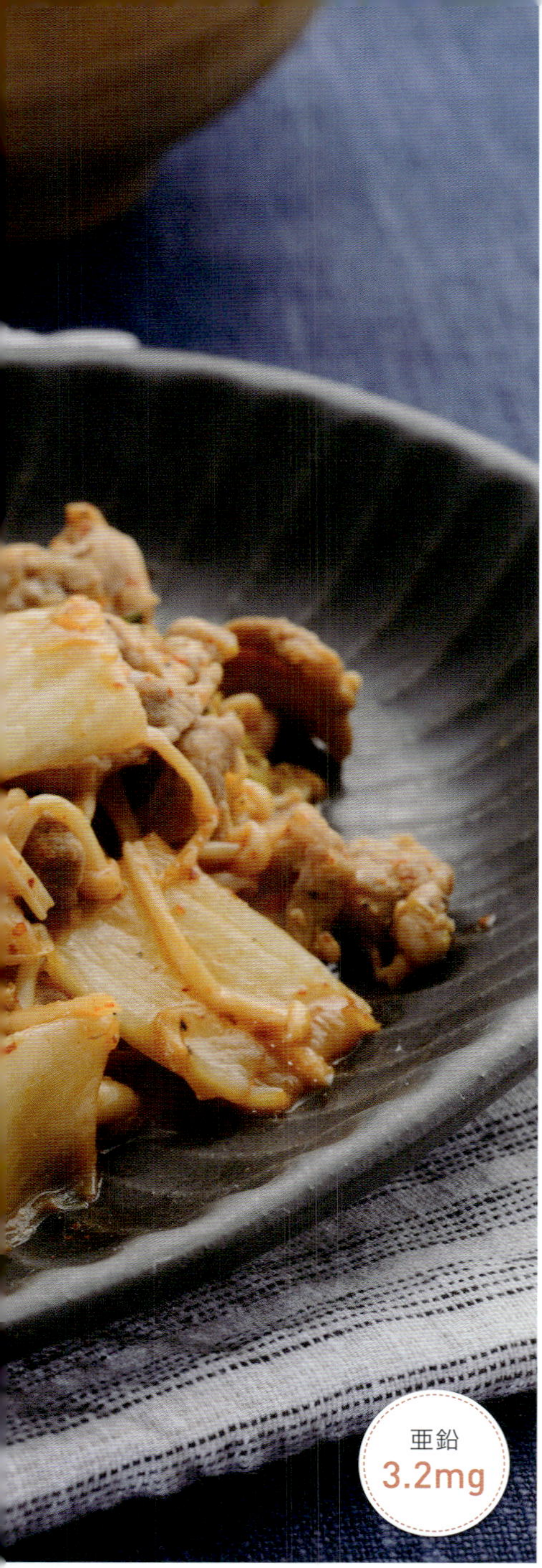
亜鉛
3.2mg

えのき、煮干し粉入り豚キムチ

豚肉に特に多く含まれるビタミンB_1でエネルギー代謝を助けて疲れにくい体をつくり、乳酸菌を含む発酵食品のキムチと食物繊維の多いえのきだけの相乗効果で、腸内環境の改善を助けます。

【材料】
豚肉…100g
酒…大さじ1/2
塩…小さじ1/8
えのきだけ…1/2袋
キムチ…適量（キムチによってですが、大1/4〜1/2パック程度）
しょうゆ…小さじ1/2
ごま油…小さじ1
煮干し粉…小さじ1/2

【作り方】
① 豚肉は一口大に切り、酒と塩をまぶしておく。えのきだけは石づきを取り、2等分に切る。
② フライパンにごま油を入れ、①を炒める。
③ 火が通ってきたら、しょうゆを加えて炒め合わせる。キムチと煮干し粉を加えてさらに炒め合わせ、味を整える。

\ ポイント /
煮干し粉は亜鉛はもちろん、カルシウムや鉄などのミネラルを豊富に含んでいます。

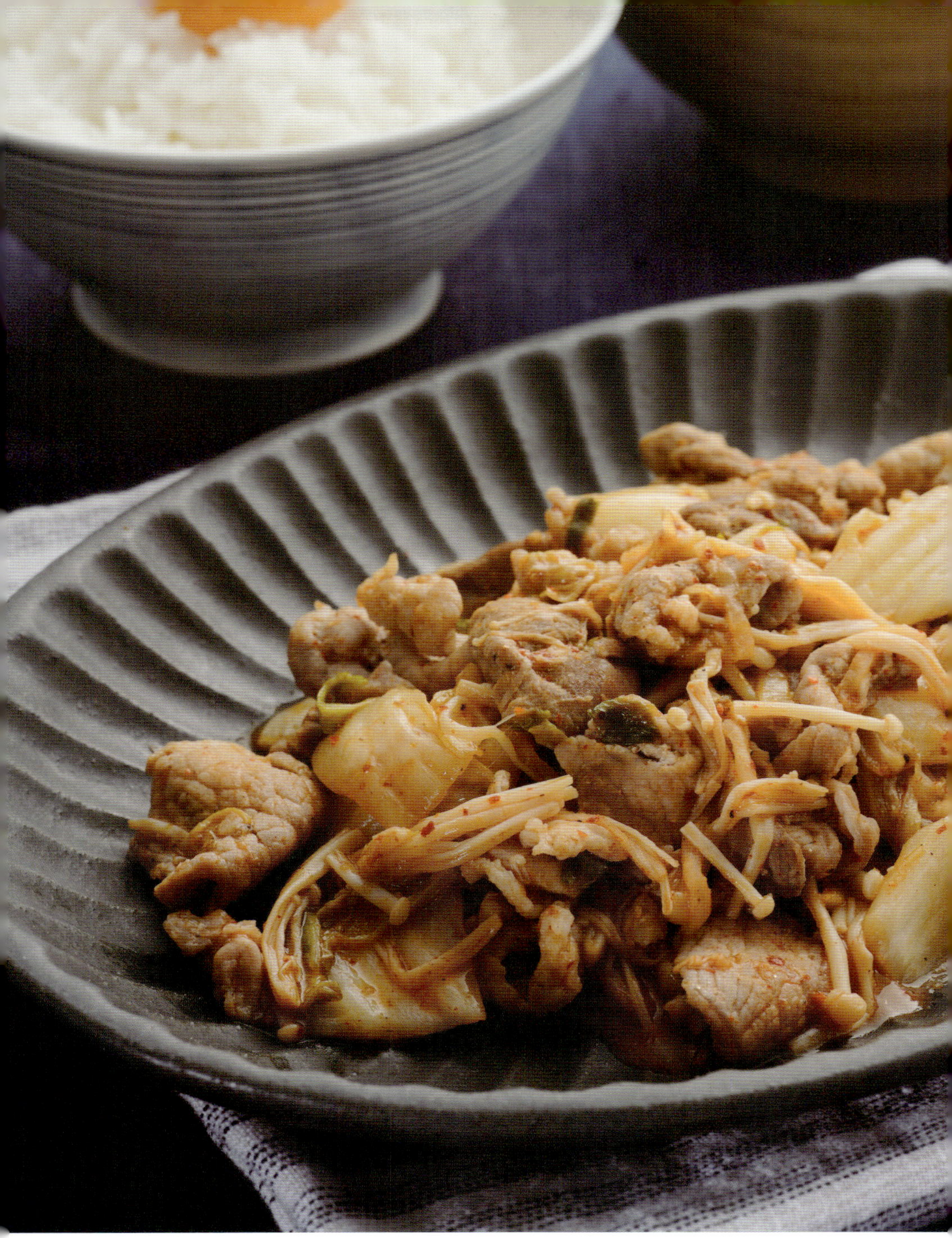

ほうれん草としらすのレンチンおひたし

ほうれん草にはビタミンCやビタミンA、ビタミンB群、鉄、亜鉛などさまざまな栄養素が豊富。しらすからはカルシウムやビタミンD、鉄も摂れる、栄養たっぷりの簡単おひたしです。

【材料】

ほうれん草…1袋
しらす…30g
めんつゆ…適量

【作り方】

① ほうれん草は3～4cmに切り、耐熱容器に入れて塩をまぶす。フタ（または、ラップ）をして電子レンジで1分30秒ほど加熱し、混ぜ合わせてから水にさっとさらし、水気を絞る。
② めんつゆをかけ、しらすをのせる。

亜鉛の吸収を助ける!

ストレス軽減小鉢

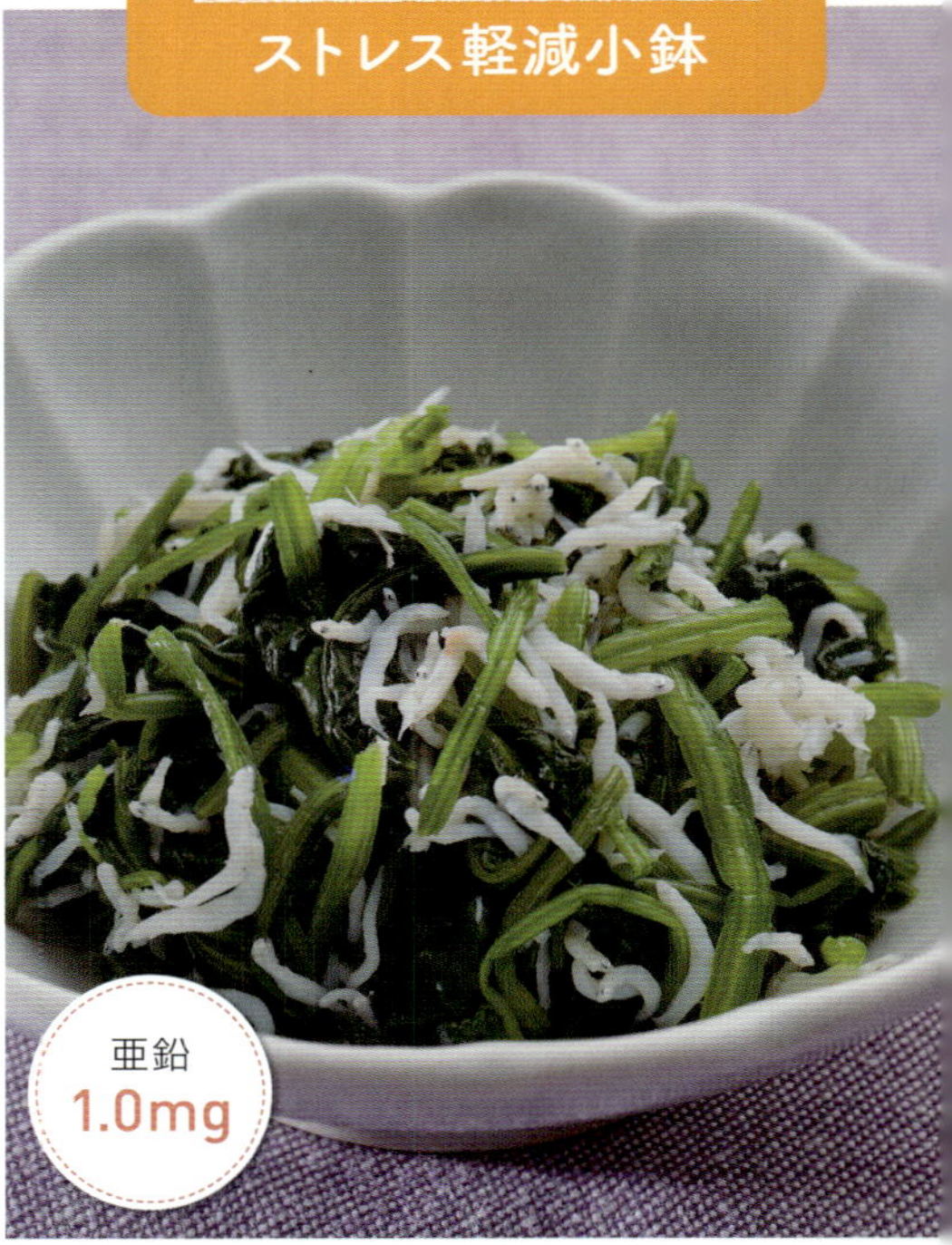

亜鉛
1.0mg

亜鉛の吸収を助ける!

亜鉛チャージヨーグルト

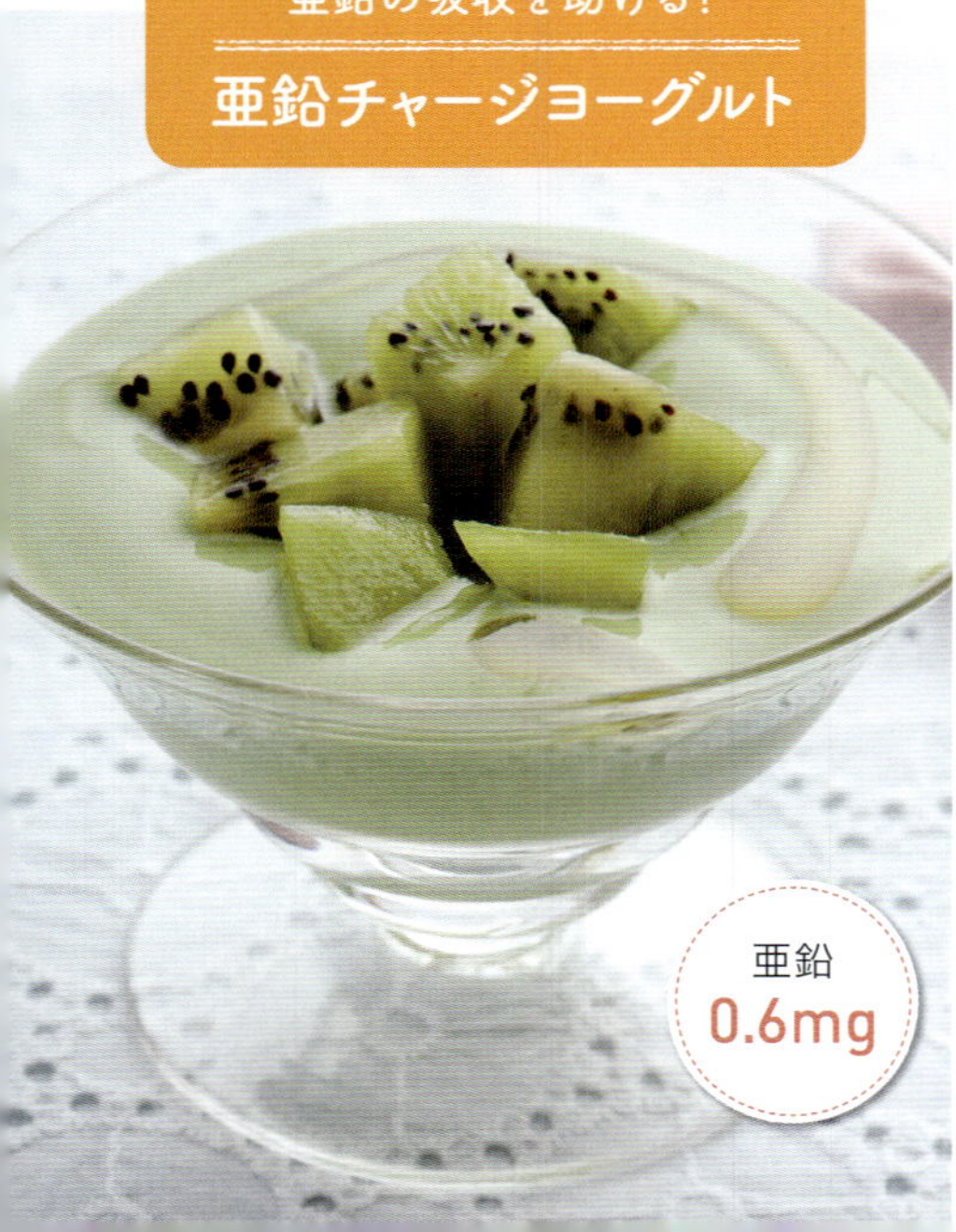

亜鉛
0.6mg

抹茶キウイヨーグルト

抹茶（お茶）に含まれるテアニンにはリラックス効果が。キウイにビタミンCやビタミンB群、食物繊維が多く含まれ、ストレス対策のために必要な栄養素が詰まっています。

【材料】

ヨーグルト…100g
抹茶…小さじ1
はちみつ…適量
キウイフルーツ…1/2個

【作り方】

① キウイフルーツは一口大に切る。
② ヨーグルトに抹茶とはちみつを混ぜ、①をのせる。

亜鉛チャージレシピ

6

血糖値の上昇を抑え、健康的にダイエット！

高タンパク、低脂肪！必須ミネラルも摂れる！

ダイエットをすると、亜鉛をはじめとした
必須ミネラルが不足しがちに。
ここでは健康的に痩せられて、
亜鉛や食物繊維が摂れる
理想的なレシピをご紹介します！

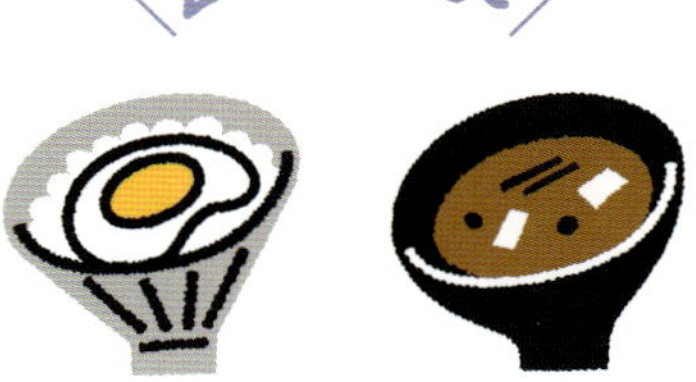

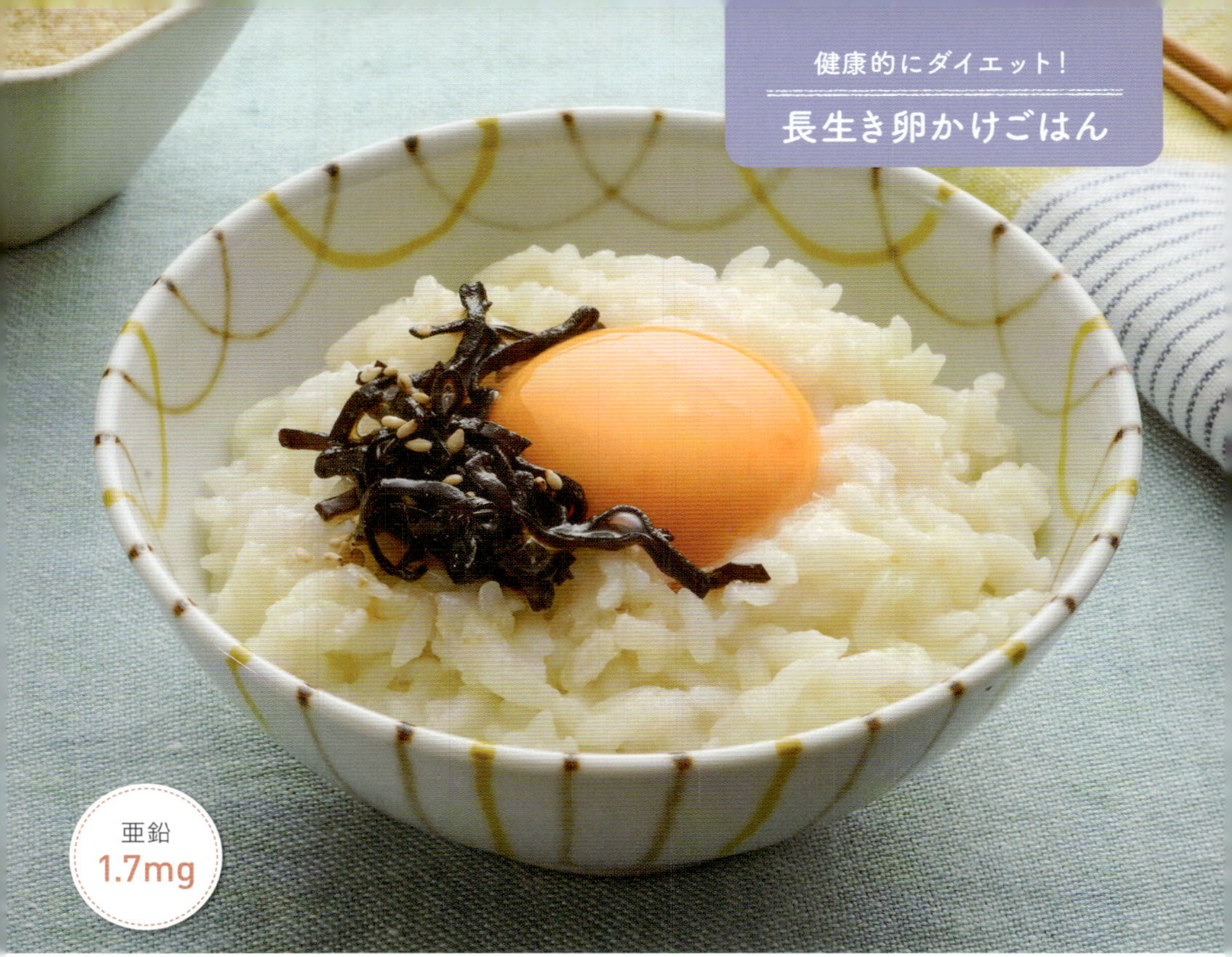
健康的にダイエット！
長生き卵かけごはん
亜鉛
1.7mg

ごま昆布のおから卵かけごはん

ごま、昆布、おからの食物繊維や大豆タンパク質の働きで、低カロリーなのに満足感があり、食後血糖値の上昇を抑えてメタボ予防に。セサミンやイソフラボンなど抗酸化成分も含まれます。

【材料】
ごはん…適量
おからパウダー…大さじ1
卵…1個
ごま昆布（または、塩昆布）…適量

【作り方】
① ごはんにおからパウダーを混ぜ合わせる。
② ①に卵の白身のみ混ぜ合わせて、ふわふわにしておく。
③ ②に黄身をのせ、ごま昆布（または、塩昆布）をのせる。

＼ポイント／
おからパウダーによって、ごはんのもちもち感が増し、腹持ちも良くなるのでダイエットに効果的。

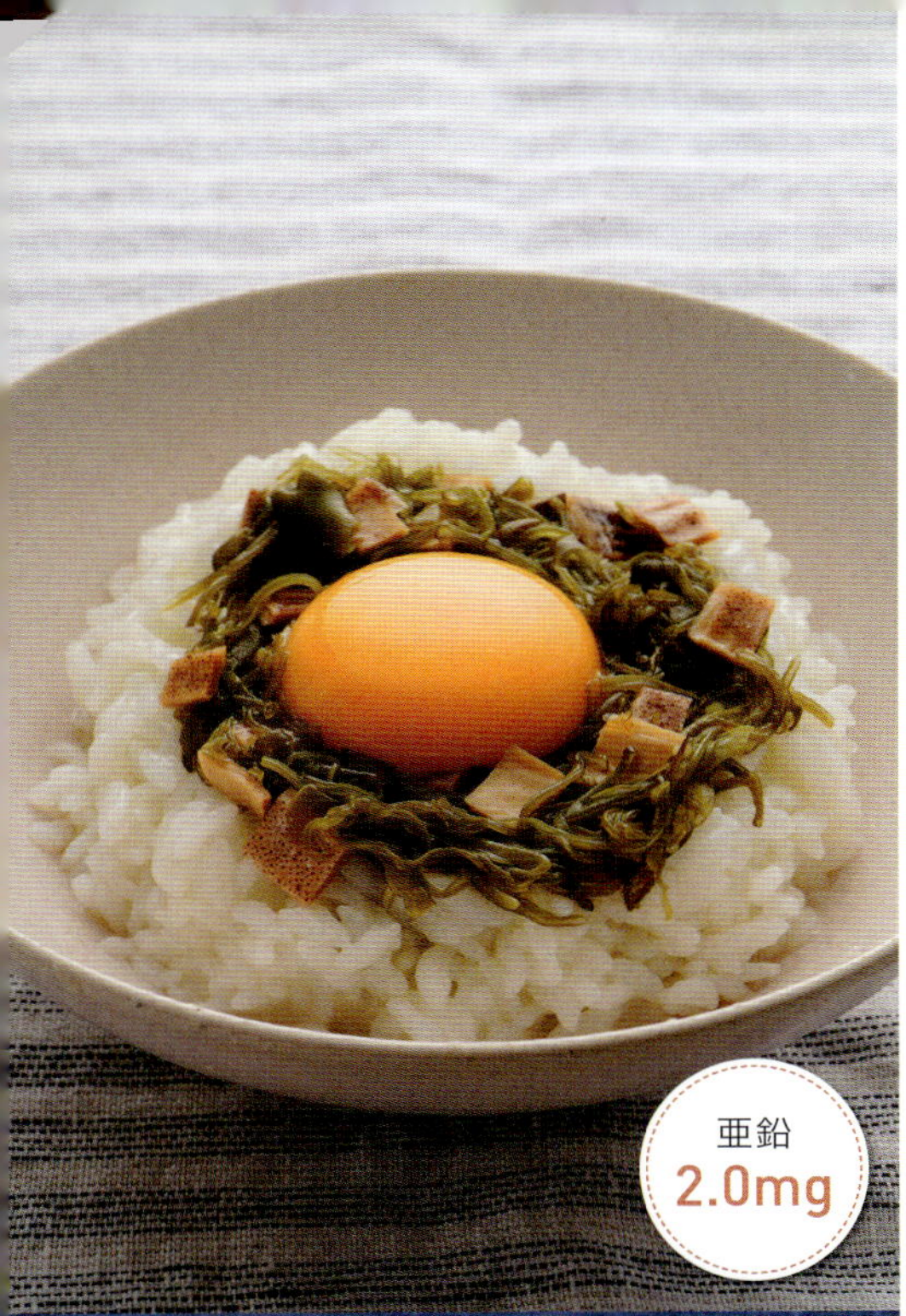

めかぶとするめの おから卵かけごはん

めかぶの食物繊維が食後の血糖値の上昇を抑え、メタボ予防に。するめは高タンパク低脂肪で亜鉛も多く含み、噛みごたえもあるので、満腹感も得られます。

【材料】

ごはん…適量
おからパウダー…大さじ1
卵…1個
するめ…3本
めかぶ…1パック
しょうゆ…小さじ1
水…適量

【作り方】

① するめは、キッチンバサミで小さく切る。小さめの容器に入れてひたひたになるように水に浸し、冷蔵庫に入れて一晩おく。
② ごはんにおからパウダーと卵の白身のみ混ぜ合わせて、ふわふわにしておく。
③ ①とめかぶを混ぜ、②にのせる。中央に黄身をのせ、しょうゆをかけていただく。

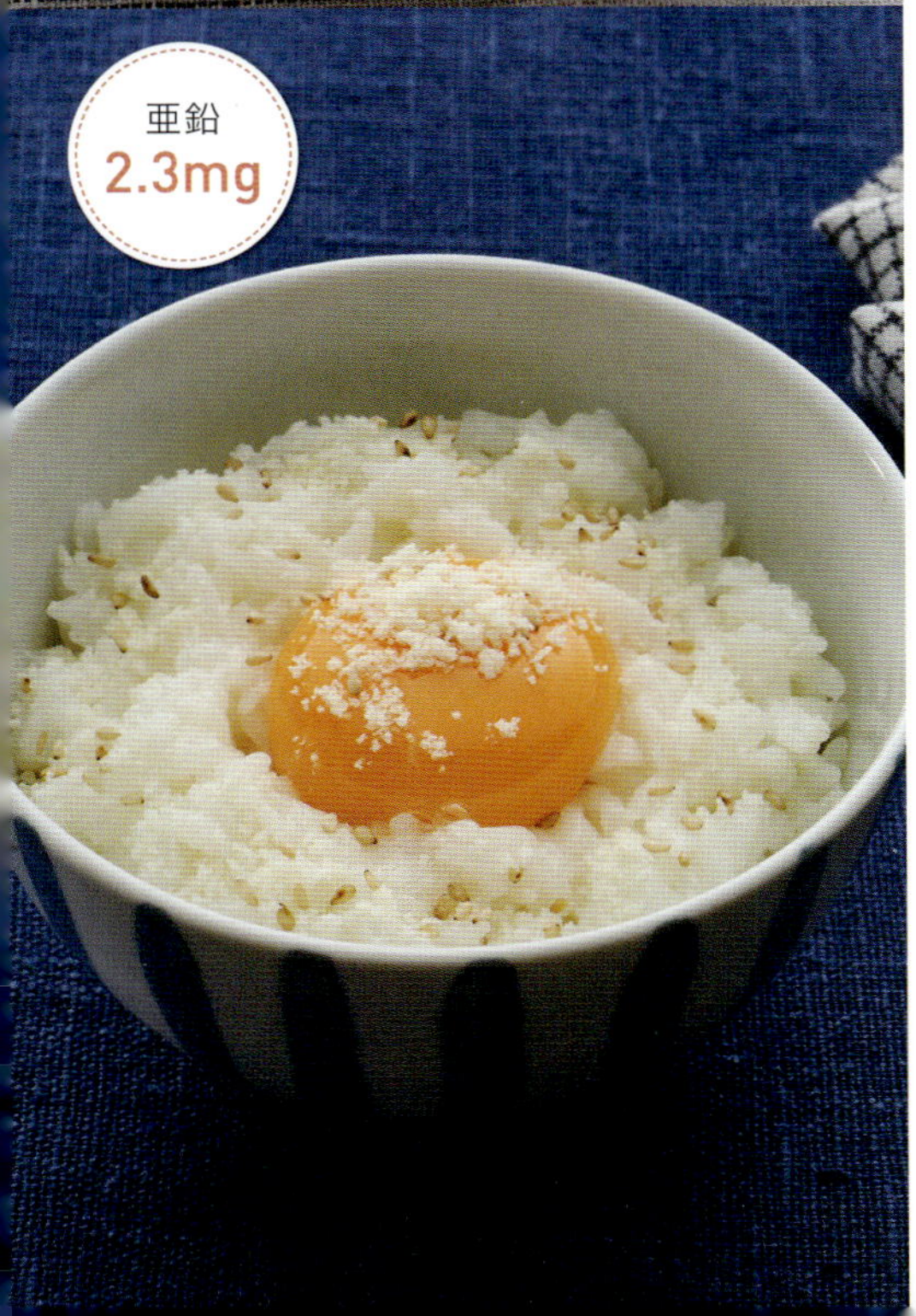

ごまチーズ＆しょうゆの おから卵かけごはん

ダイエット中に不足しがちなカルシウムをチーズやごまから補い、しょうゆやチーズ、おからで満腹感・満足感をアップ。カロリーも低めで、おからやごまから食物繊維もプラスできます。

【材料】

ごはん…適量
おからパウダー…大さじ1
卵…1個
粉チーズ…大さじ1
白ごま…小さじ1～2
しょうゆ…お好み

【作り方】

① ごはんにおからパウダーと卵の白身のみ混ぜ合わせ、ふわふわにしておく。
② 粉チーズと白ごまを混ぜ合わせ、卵の黄身をのせる。お好みで、しょうゆをかけていただく。

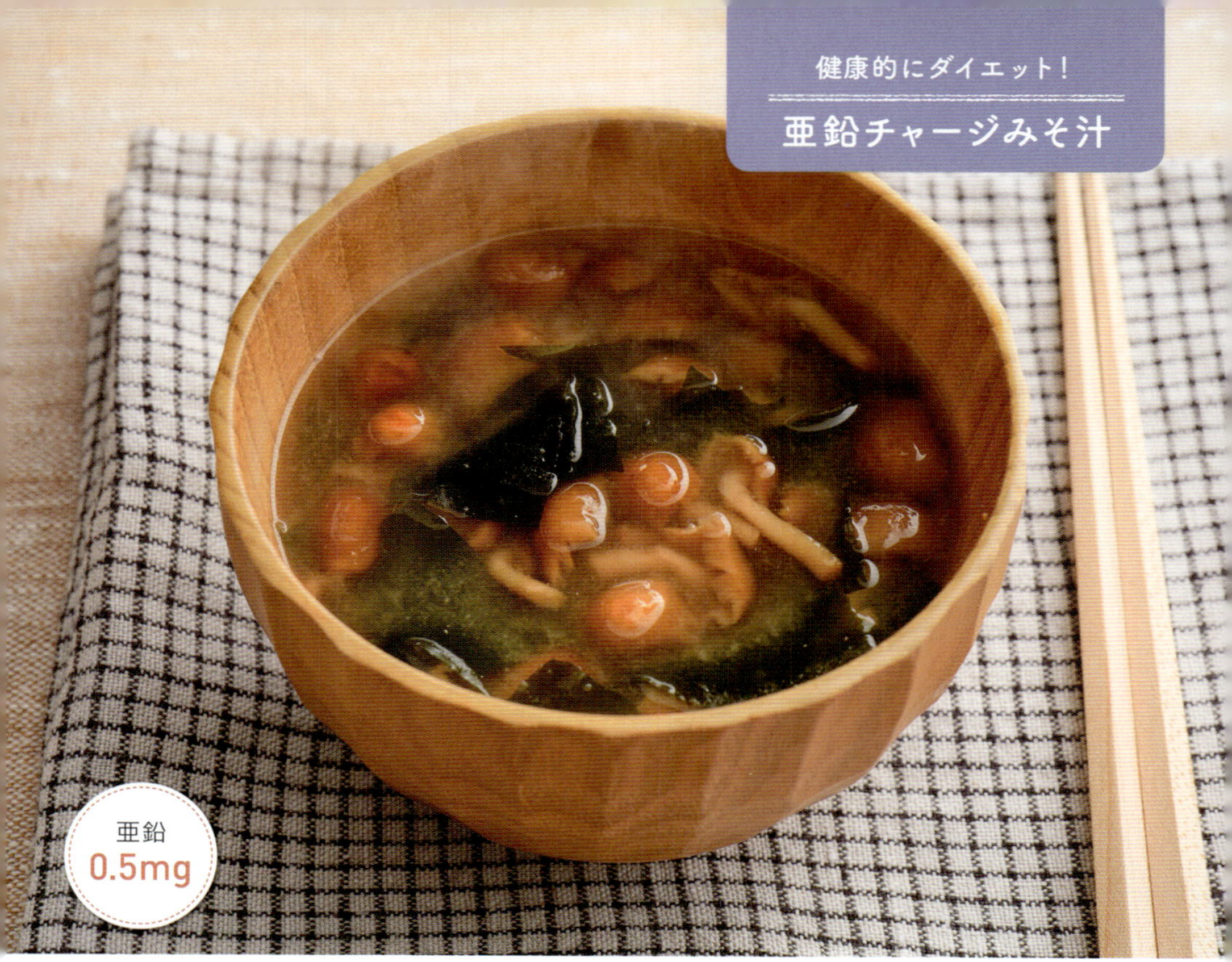

亜鉛
0.5mg

なめことわかめのみそ汁

なめことわかめは血糖値の上昇を抑えるほか、食物繊維による整腸作用やビタミンB群により代謝を助けるなど、ダイエットをサポート。

【材料】

なめこ…1袋
わかめ（乾）…少々
A［水…400mℓ
　 煮干し粉…小さじ2
酒…大さじ1
みそ…大さじ1強

【作り方】

① 鍋にAを入れて煮立たせ、わかめを加えて煮て、アクを取り、酒を加える。
② さっと水洗いしたなめこを加え、みそを溶き入れる。

＼ポイント／

なめこやわかめには高血圧の予防に大切なカリウムが含まれ、むくみの予防にもオススメ。

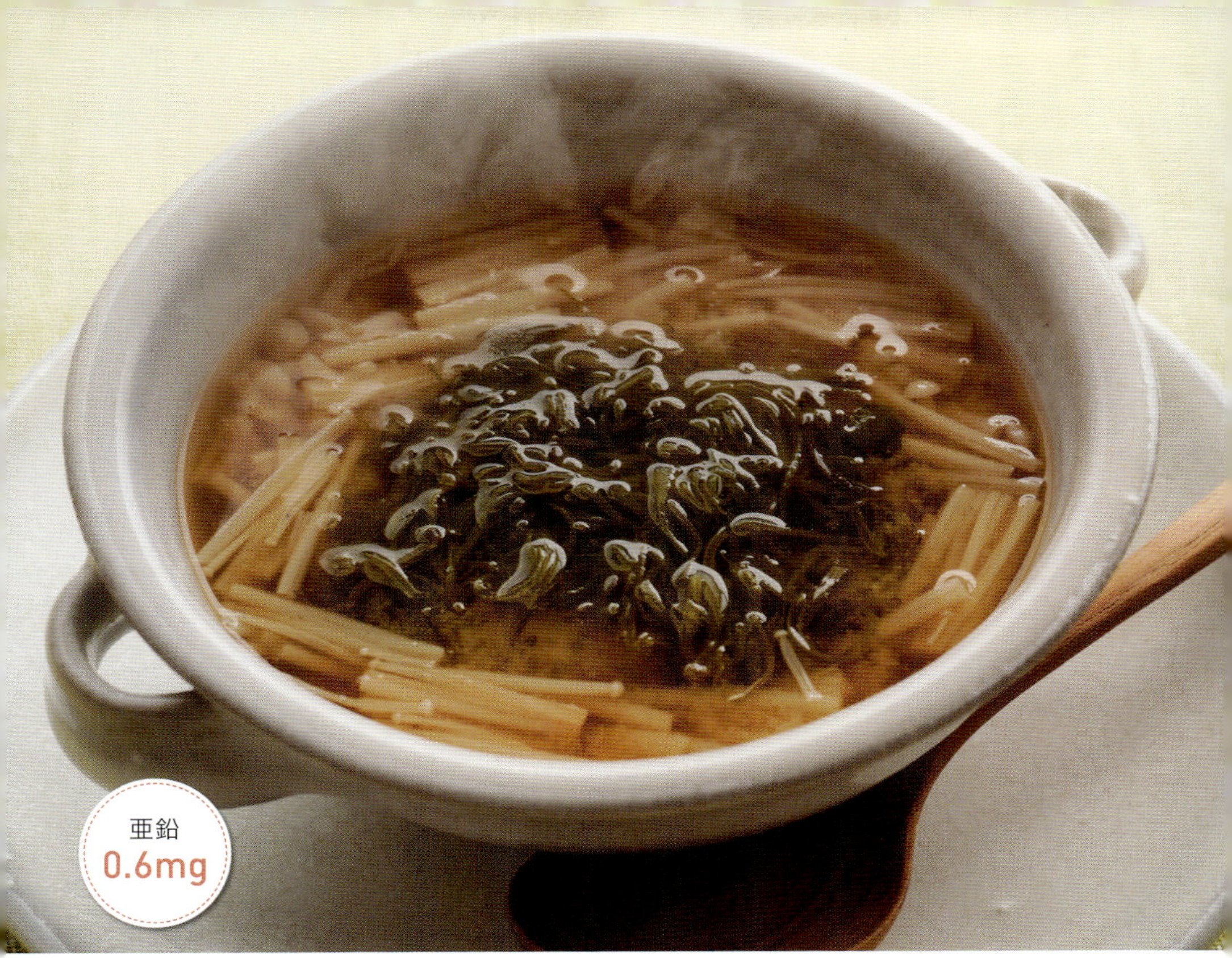

えのきとめかぶのとろとろみそ汁

えのきだけとめかぶは食物繊維を多く含み、粘り成分は食後の血糖値の上昇を抑えます。またカリウムが多いえのきだけは、摂りすぎた塩分の排出、むくみの改善などを促します。

【材料】
えのきだけ…1袋
めかぶ…1パック
A［水…400mℓ
　煮干し粉…小さじ2
酒…大さじ1
みそ…大さじ1強

【作り方】
① えのきだけは石づきを取り、2～3等分に切る。
② 鍋にAを入れて煮立たせ、①を加えて煮て、アクを取り、酒を加える。
③ めかぶを加え、みそを溶き入れる。

＼ポイント／
えのきだけには、糖質や脂質の代謝に必要なビタミンB群が豊富に含まれています。

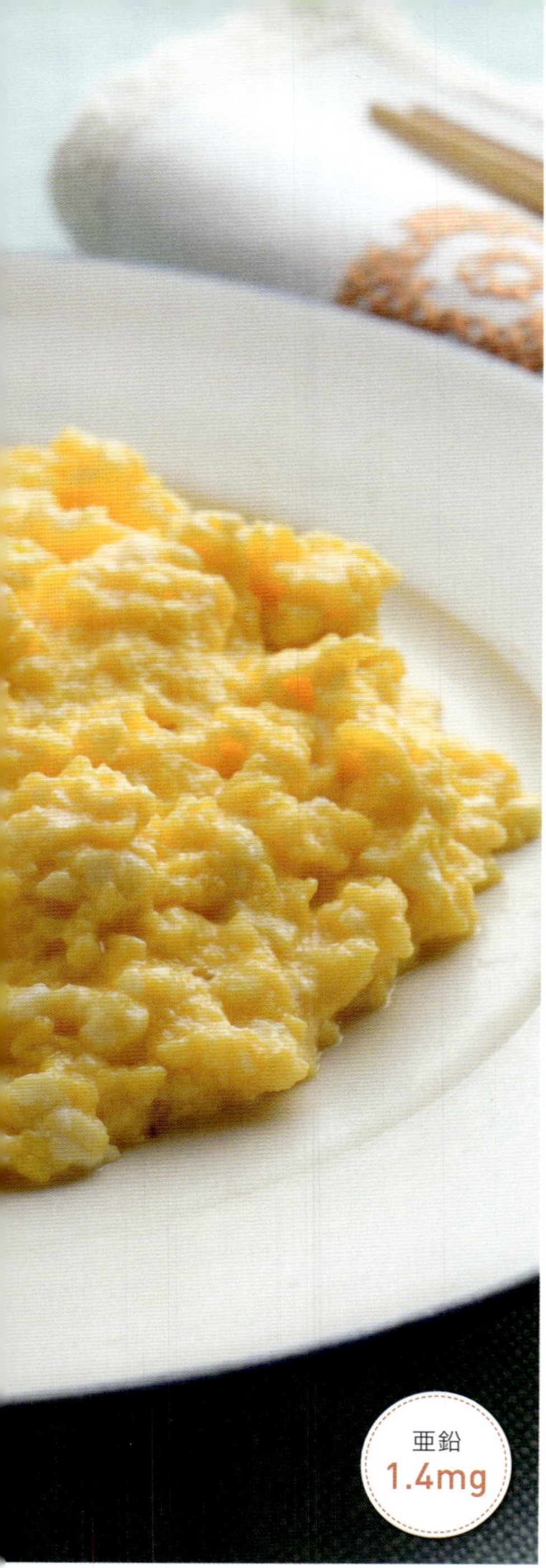

チーズと豆腐のスクランブルエッグ

卵とチーズに豆腐を混ぜてかさ増しした、ローカロリーメニュー。亜鉛、カルシウムをはじめ、多くのミネラルと動物性タンパク質や植物性タンパク質をバランスよく摂れます。

【材料】

卵…1個
ピザ用チーズ（または、溶けるスライスチーズ1枚）…適量（15g程度）
豆腐…50g
片栗粉…小さじ1
塩…ひとつまみ
粗びき黒こしょう…少々
サラダ油…適量

【作り方】

① 豆腐は軽く水切りをして、崩しながら片栗粉を混ぜ、溶き卵と塩を混ぜ合わせる。
② フライパンにサラダ油を入れて熱し、①を加えてスクランブルエッグ状になるまで、さいばしで混ぜながら加熱する。
③ 器に盛り付け、黒こしょうをふる。

亜鉛
1.4mg

＼ポイント／

タンパク質不足を補いつつ、大豆イソフラボンやカルシウムの働きで骨を強くします。

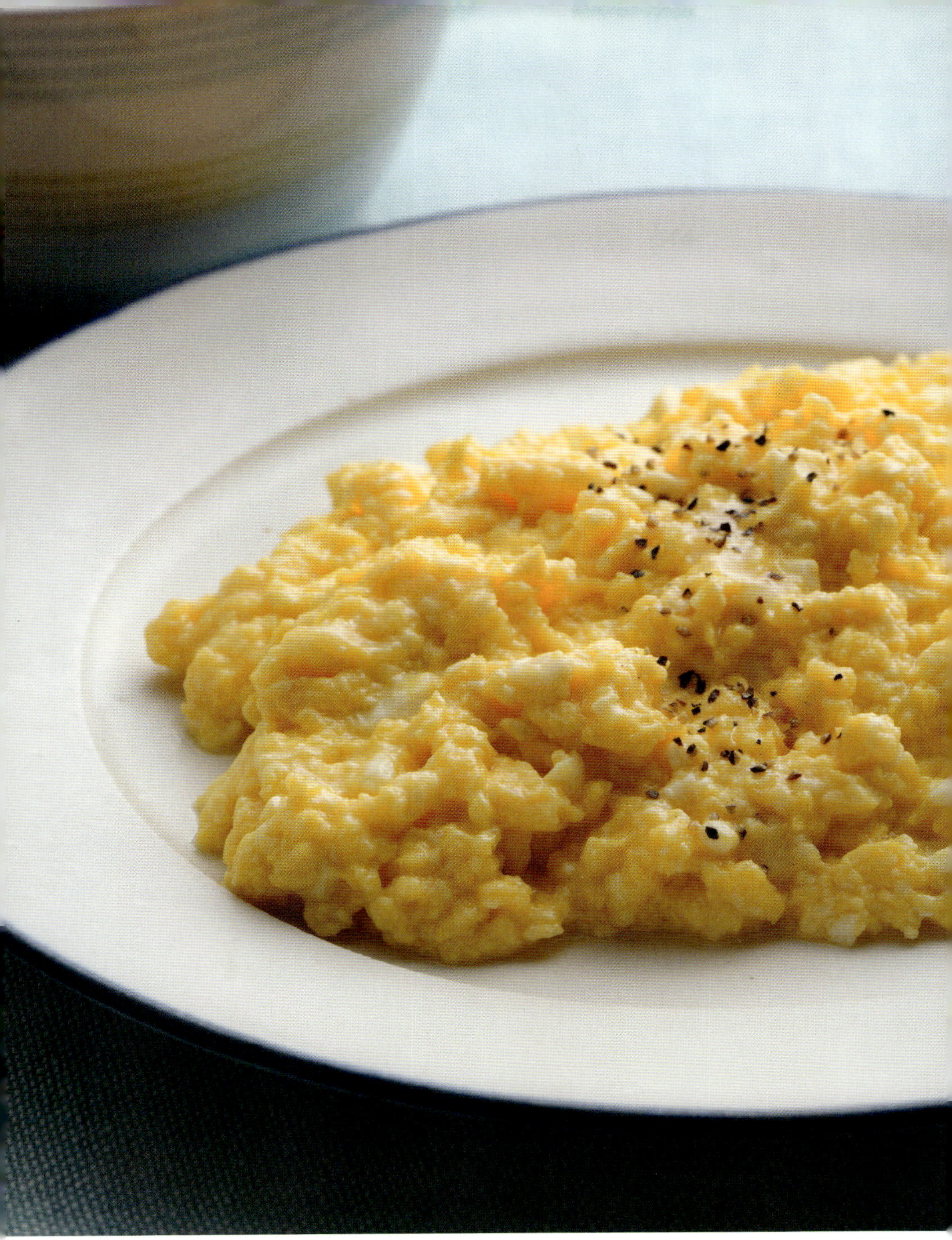

あさりとまいたけのレンチン卯の花

食物繊維と大豆タンパク質が豊富なおからで満腹感アップ。アサリの水煮缶にはダイエット中に不足しがちな鉄が豊富に含まれ、メンタルバランスにも◎。

【材料】

あさり缶（水煮）…15g
おからパウダー…大さじ3　水…50㎖
粉末だし…小さじ1/2　まいたけ…適量
小ネギ（小口切り）…適量
A
- 酒…大さじ1/2
- 砂糖…小さじ1/2
- みりん…小さじ1/2
- しょうゆ…小さじ1

【作り方】

① おからパウダーとだしを混ぜ合わせ、水を混ぜておく。
② ①にAを混ぜ合わせ、あさり（汁は入れず）とまいたけを加えて600wの電子レンジで2分ほど加熱し、小ネギを散らす。

健康的にダイエット！
ストレス軽減小鉢

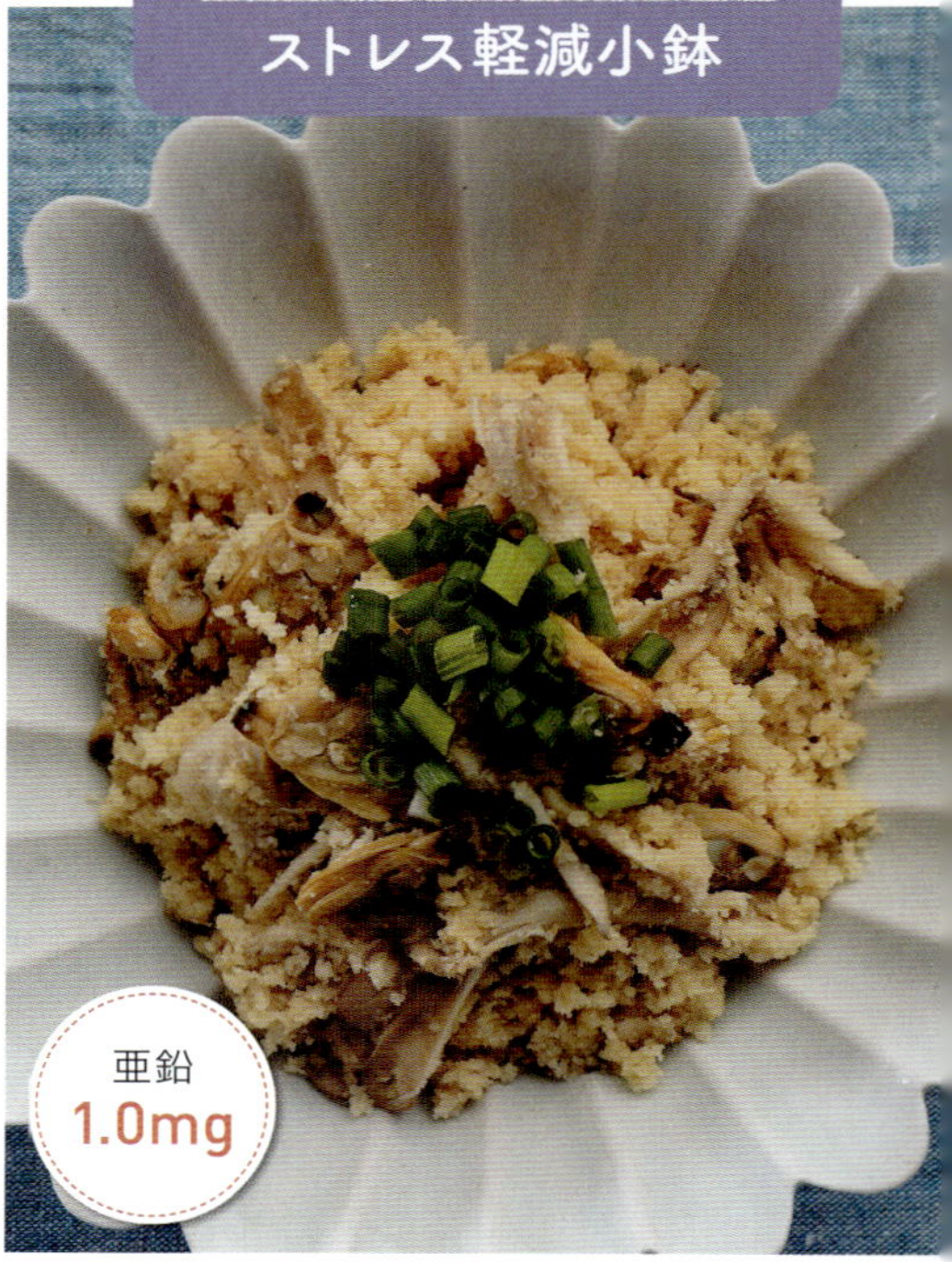

亜鉛
1.0mg

健康的にダイエット！
亜鉛チャージヨーグルト

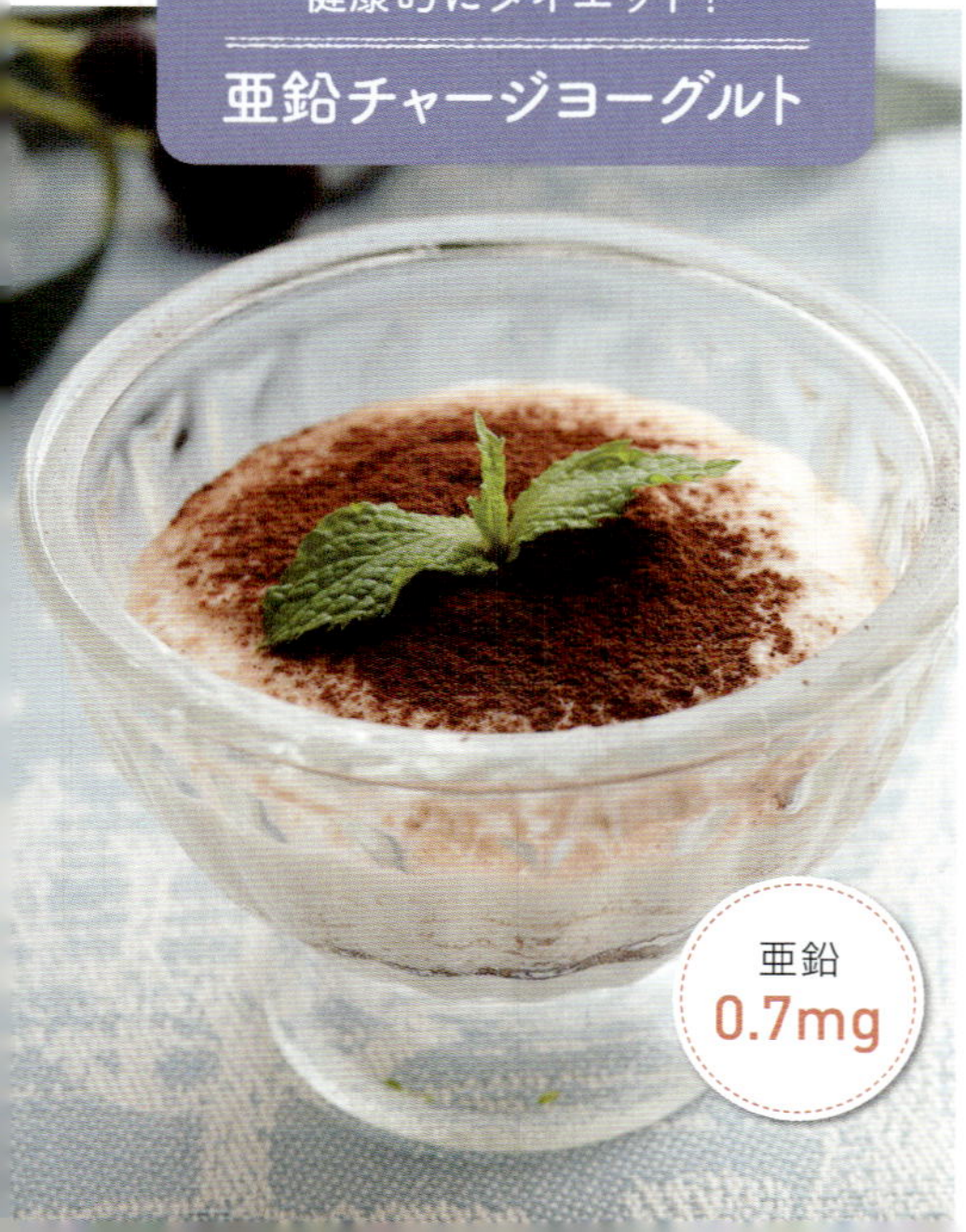

亜鉛
0.7mg

おからココアヨーグルト

大豆タンパク質と食物繊維が豊富なおからを混ぜて、満足感もアップ。ココアはダイエット時に不足しがちな鉄、食物繊維、ポリフェノールもプラスできます。

【材料】

ヨーグルト…100g
おからパウダー…大さじ1〜3
ココアパウダー…小さじ1

【作り方】

① ヨーグルトにおからパウダーを混ぜ合わせる。
② 器に盛り付け、ココアパウダーを加え、混ぜ合わせていただく。

コラム①

ごはんのお供に！抹茶で、お手軽亜鉛チャージ！

抹茶は緑茶類の中でも、特に亜鉛やカリウム、ビタミンCなど体にいい成分が豊富。風邪予防や免疫力アップ、美肌対策にもオススメ。積極的に取り入れたい食品です。

**抹茶は手軽に
亜鉛チャージができて、
体にいい成分が豊富！**

**日々の食事に
取り入れよう！**

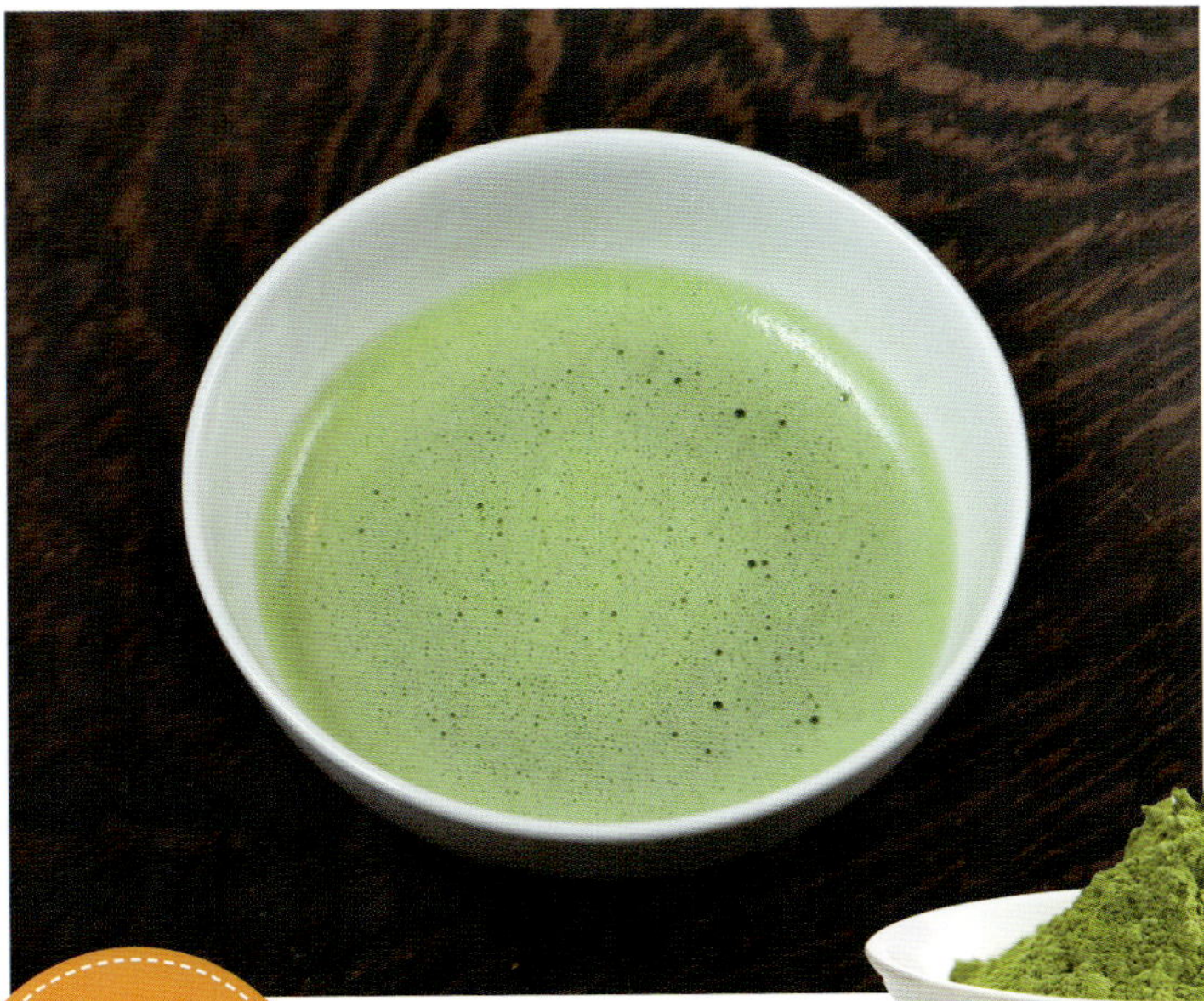

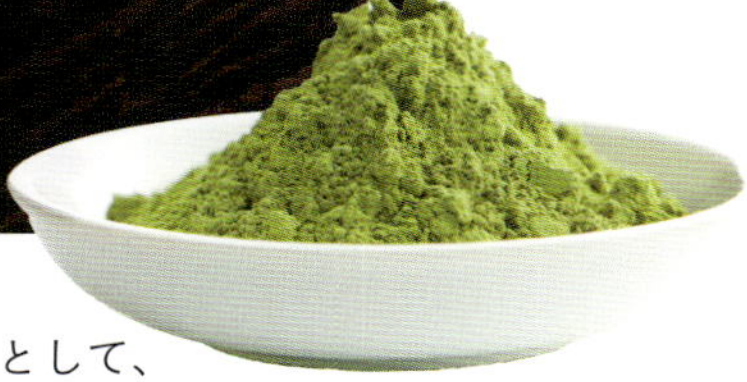

抹茶1杯当たり
(抹茶2g相当)
亜鉛
0.126mg

抹茶は日本のスーパーフードとして、
海外でも大人気。健康にいい飲み物の代表格です。
インターネットの通販やスーパーなどでも、
手軽に抹茶が購入できます。

コラム②

いろいろ黄身漬け

卵から黄身だけを分けて取り出し、お好みの調味料の中に漬け込んで冷蔵庫に1～2日置いておくだけで、どんなお酒にも合う亜鉛チャージおつまみが簡単に作れます。

みりんの黄身漬け

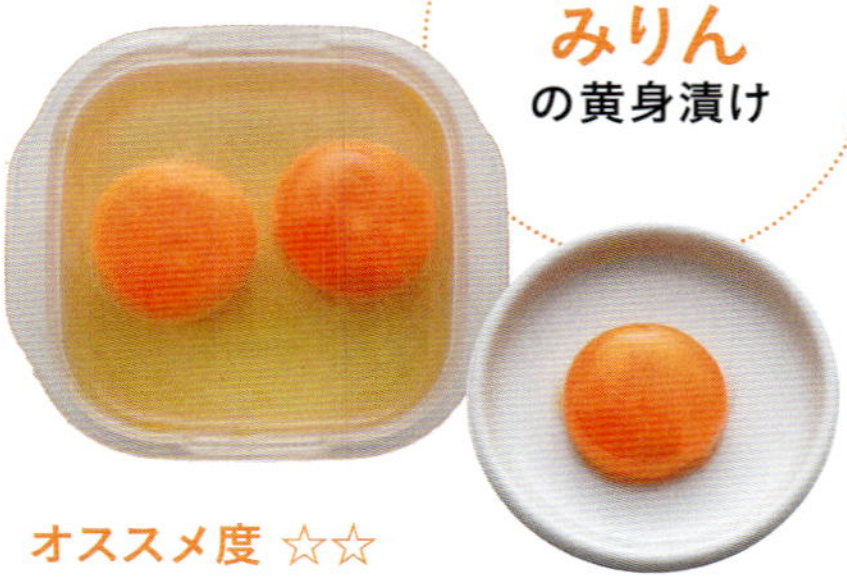

オススメ度 ☆☆

みりんの甘味と黄身の甘味の相乗効果で、うまさ増大。辛めの日本酒との相性が◎。

しょうゆみりんの黄身漬け

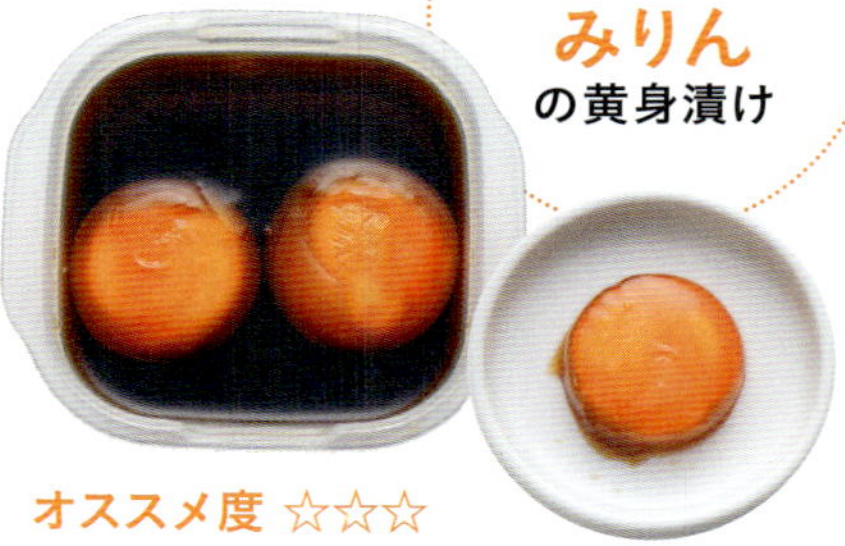

オススメ度 ☆☆☆

しょうゆのしょっぱさと黄身のコク、みりんの甘味でうま味の三重奏に、お酒のうま味も高まります。しょうゆとみりんの割合は、2：1に。

めんつゆの黄身漬け

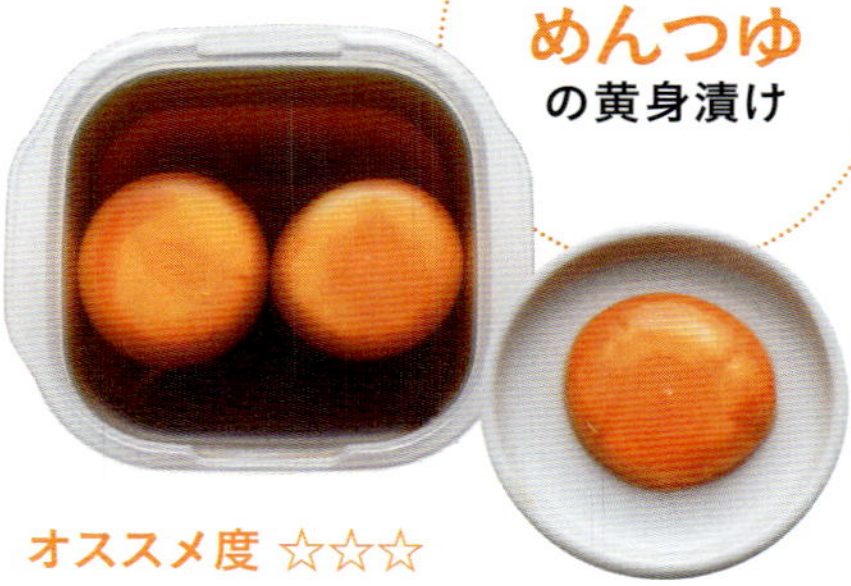

オススメ度 ☆☆☆

だしと黄身が合わさり、月見そばのようなぜいたく感のある香りに。焼酎の香りも引き立ちます。

みその黄身漬け

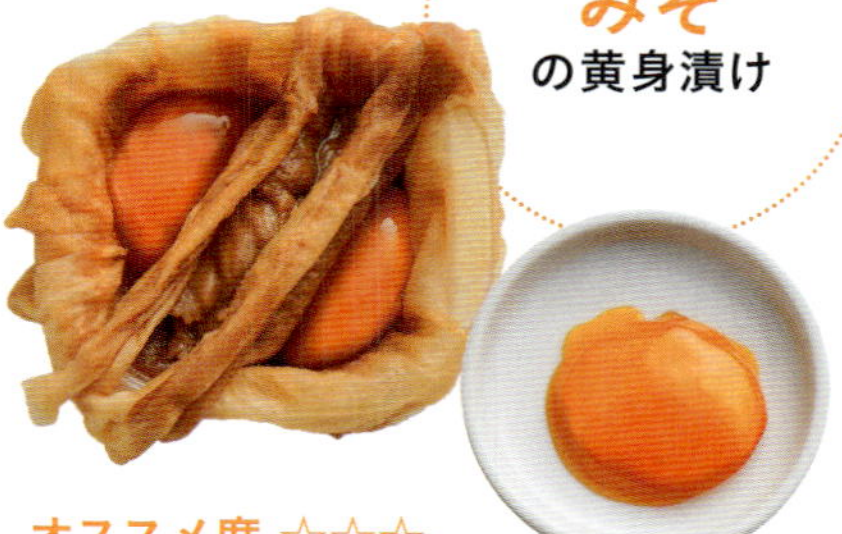

オススメ度 ☆☆☆

みその重厚なうま味と黄身のまろやかさの相性が◎。スッキリしたお酒とも合います。

塩こうじの黄身漬け

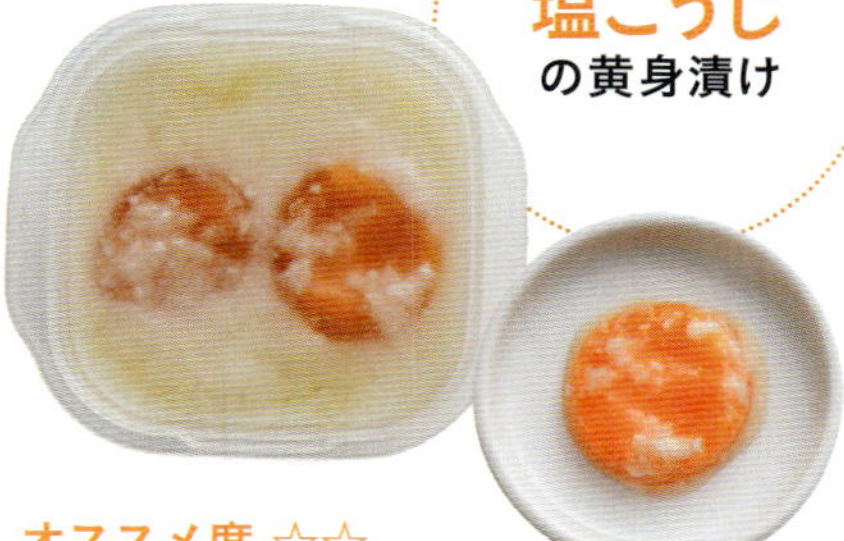

オススメ度 ☆☆

発酵食品特有の奥深い味わいが黄身のコクを引き出し、お酒をより味わい深くしてくれます。

おわりに

亜鉛不足と「熟年期障害」の密接な関係

要介護一歩手前の「フレイル」検診を2020年から実地

厚生労働省は2019年10月、75歳以上の人を対象に、介護を必要とする一歩手前の「フレイル」の状態になっているかチェックする検診、「後期高齢者の質問票」を2020年度から実地すると発表しました。

フレイルとは、日本老年医学会が提唱している「高齢者の筋力や活動が低下している状態」のことで、「虚弱」「老衰」といった意味を表す、英語の「frailty」をもとにした言葉です。

具体的には「体重の減少」「疲れやすい」「歩行速度や握力の低下」「気力の低下」などが見られ、一度フレイルの状態になると、家に閉じこもりがちになり、ますます心身の機能が衰え、生活の質も低下します。

その結果、病気やケガをしやすくなったり、重症化しやすくなったりするため、寝たきりや死亡に至ることも多く、こうしたフレイルの状態から要介護の状態に進んでしまう人は少なくありません。

75歳以上の方々の健康を守り、フレイルの早期発見や重症化予防を推進するためにも、こうした検診が行われることとなったのです。

新たな国民病「熟年期障害」

しかし、なぜフレイルや寝たきりが起こるのか、それは本当に「老化」のせいなのか、高齢者の健康に関する研究を重ねていくうちに、私はひとつの結論に至りました。

熟年期の男女における亜鉛不足、テストステロンというホルモンの不足を放置しておくと、フレイルや寝たきりなど、非常に深刻な状態をもたらす、ということです。

拙著『熟年期障害』で詳しく解説していますが、食生活の変化やストレス過多などにより、男女を問わず、現代の日本人の多くがテストステロン不足、亜鉛不足に陥っています。

たとえば、みなさん自身、もしくはご家族の中に、以下のような症状を抱えている方はいらっしゃいませんか？

・何に対しても興味が持てず、やる気が起こらない
・外出する気になれず、引きこもり状態になっている
・判断力が低下した
・物忘れがひどくなった
・昔は簡単にできたことが、できなくなった
・イライラや不安感に襲われやすい
・疲れがなかなか取れず、だるい
・肩や腰などが痛い
・肌荒れや脱毛がひどく、見た目が急激に老け込んできた

実は、こうした「病気とはいえないまでの心身の不調」「病院でも原因不明と言われ

る心身の不調」は、いずれも亜鉛不足、もしくは加齢やストレスなどによるテストステロンというホルモンの不足によって生じている可能性が、きわめて高いのです。

亜鉛不足、テストステロンの不足によって、主に熟年期に引き起こされる心身の不調を「熟年期障害」といいます。

熟年期障害は、日本人の8割以上がかかる可能性がある、これまで知られていなかった新しい国民病であるといえるでしょう。


熟年期障害が恐ろしいのは、先ほど挙げたような症状が、あくまでも最初のきっかけにすぎないという点です。

意欲（やる気）や行動力、判断力、記憶力の低下、疲れやすさ、体のだるさ、不眠などが、熟年期障害の重大なサインだと気づかず、「ただの老化」「年だから仕方がない」と放置すると、やがてメタボリックシンドローム、サルコペニア、ロコモティブシンドローム、認知症、老人性うつ、心筋梗塞、脳梗塞といった重大な疾患をもたらすおそれがあり、引きこもりになるなど、社会的孤立につながることもあります。

「つい最近まで普通に過ごしていた人が、急激に心身の健康を崩し、半年足らずのうちに要介護状態へと進行する」といったことも十分に起こりうるのです。

本書『長生きの切り札！　亜鉛チャージ健康法』は、お子さんから高齢者まで幅広い方の健康に有益ですが、フレイルや寝たきりの原因となる熟年期障害の予防に必要不可欠です。

熟年期を迎えた方やそのご家族が正しい知識を得て、亜鉛が不足するのを予防できれば、もしくはそれらが不足していることに早く気づき、治療することができれば、症状が深刻化し、フレイルや寝たきりになるのを防ぐことができます。

亜鉛チャージ健康法を実践していただき、日々の生活の中で熟年期障害、フレイルの予防に取り組み、パートナーやご家族、お子さんの健康を守っていただければ、これほどうれしいことはありません。

そして、それこそが熟年期を迎えた方やそのご家族の、そして日本という国の幸せにつながると、心から信じています。

平澤精一

長生きの切り札！
亜鉛チャージ健康法

発行日　2019年11月27日　第1刷

著者	平澤精一　岸村康代
本書プロジェクトチーム	
編集統括	柿内尚文
編集担当	栗田亘
デザイン	小口翔平、山之口正和（tobuhune）
制作協力	田代貴久（キャスティングドクター）
編集協力	竹田東山（青龍堂）
校正	荒井順子
写真	ヤスダフォトスタジオ
スタイリング	安沢史絵
栄養計算	松岡里和
料理制作協力	みつはしあやこ、中嶋美穂、安川舞由子
イラスト	原田リカズ
DTP	ドットスタジオ、廣瀬梨江
営業統括	丸山敏生
営業担当	増尾友裕
営業	池田孝一郎、熊切絵理、石井耕平、大原桂子、桐山敦子、綱脇愛、渋谷香、寺内未来子、櫻井恵子、吉村寿美子、矢橋寛子、遠藤真知子、森田真紀、大村かおり、高垣真美、高垣知子、柏原由美、菊山清佳
プロモーション	山田美恵、林屋成一郎
編集	小林英史、舘瑞恵、村上芳子、大住兼正、菊地貴広、千田真由、生越こずえ、名児耶美咲
講演・マネジメント事業	斎藤和佳、高間裕子、志水公美
メディア開発	池田剛、中山景、中村悟志、長野太介
マネジメント	坂下毅
発行人	高橋克佳

発行所　株式会社アスコム
〒105-0003
東京都港区西新橋2-23-1　3東洋海事ビル
編集部　TEL：03-5425-6627
営業部　TEL：03-5425-6626　FAX：03-5425-6770

印刷・製本　株式会社光邦

©Seiichi Hirasawa,Yasuyo Kishimura　株式会社アスコム
Printed in Japan ISBN 978-4-7762-1065-8

本書は著作権上の保護を受けています。本書の一部あるいは全部について、株式会社アスコムから文書による許諾を得ずに、いかなる方法によっても無断で複写することは禁じられています。

落丁本、乱丁本は、お手数ですが小社営業部までお送りください。
送料小社負担によりお取り替えいたします。定価はカバーに表示しています。